Die Desinfektionswirkung der Chininderivate gegenüber Diphtheriebazillen

---

Inaugural-Dissertation

zur Erlangung der Doktorwürde

der Hohen Medizinischen Fakultät

der königlichen Universität

Frankfurt am Main

vorgelegt von

Hans Schaeffer

Veröffentlicht im 5. und 6. Heft des 83. Bandes der Biochemischen Zeitschrift.

Gedruckt mit Genehmigung der Medizinischen Fakultät der Universität Frankfurt a. M.

Referent: Privatdozent Dr. med. H. Braun.

ISBN 978-3-662-42274-8   ISBN 978-3-662-42543-5 (eBook)
DOI 10.1007/978-3-662-42543-5

Meinem Vater

zugeeignet.

Die nicht sehr bedeutende abtötende Wirkung des Chinins gegenüber Bakterien vermochte demselben in der Reihe der Desinfizientien keine hervorragende Rolle zu geben. Nach Koch[3]) hemmt es ,zum Beispiel erst in einer Konzentration von 1:625 die Entwicklung des Milzbrandbacillus; in 1%iger Lösung in mit Salzsäure angesäuertem Wasser tötet es Milzbrandsporen erst nach 10 Tagen. Für den Staphylococcus aureus hat Lübbert[4]) die entwicklungshemmende Wirkung des salzsauren Chinins bei 1:550 festgestellt. Haendel und Baerthlein[19]) fanden, daß Paratyphusbacillen noch in einer Konzentration von 1:1900, Typhusbacillen noch in einer von 1:2500 wuchsen.

Es ist ein Verdienst von J. Morgenroth, durch seine zielbewußten Untersuchungen zusammen mit seinen Mitarbeitern in den Chininderivaten Desinfektionsmittel von hoher Wirksamkeit aufgefunden zu haben. Durch Einführung der Radikale verschiedener Alkohole erhielt er Substanzen, die sich in bezug auf ihre abtötende Wirkung gegenüber Bakterien different verhalten. Morgenroth und seine Mitarbeiter[5-9]) sind auf Grund ihrer Versuche der Meinung, daß die verschiedenen Präparate auf die einzelnen Bakterienarten spezifisch wirken. Das

---

Über einen Teil dieser Untersuchungen wurde von H. Schaeffer[1]) und H. Braun[2]) berichtet.

Eine kurze Mitteilung über die Ergebnisse vorliegender Veröffentlichung erschien von H. Braun und H. Schaeffer[2]).

Äthylhydrocuprein ist zum Beispiel am besten wirksam gegenüber Pneumokokken, dagegen weniger wirksam gegenüber Streptokokken und Staphylokokken. Das Heptyl- und Octylhydrocuprein ist nach Morgenroth[9]) wiederum am besten gegenüber Streptokokken und Staphylokokken, weniger dagegen gegenüber Pneumokokken wirksam.

Für die Beurteilung eines Desinfektionsmittels ist die Art der Prüfung von ausschlaggebender Bedeutung. Daher ist die Wahl der Prüfungsmethode mit großer Sorgfalt zu treffen. Wenn wir bei der Prüfung eines Desinfektionsmittels im Reagensglase auch Anhaltspunkte dafür erhalten wollen, ob das Mittel im Organismus wirksam sein dürfte, so müssen wir besonders vorsichtig sein und besonders strenge Bedingungen für seine Wirksamkeit verlangen. Die Konzentration des Desinfektionsmittels im Blute und in den Gewebsflüssigkeiten wird immer eine sehr geringe sein müssen. Die höchsten zulässigen Mengen, die im Organismus kreisen dürfen, werden auch stets nur kurze Zeit bestehen, da der Organismus zu einer Verdünnung derselben hinstrebt. Daraus folgt für die Wahl der Prüfungsmethode, daß das Desinfektionsmittel bei dieser in geringer Konzentration und kurze Zeit einwirkt.

Jeder, der sich mit Desinfektionsmittelprüfung beschäftigt, weiß, wie schwer es ist, eine fehlerfreie Methode zu benutzen. Wir möchten an dieser Stelle auf die verschiedenen Methoden nicht eingehen. Jede Methode schließt Fehlerquellen und Schwierigkeiten in sich.

Es kommt bei der praktischen Prüfung von Desinfektionsmitteln vor allem auf den Vergleich an. Wenn der Fehler überall derselbe ist, dann sind die Resultate vergleichbar. Am schwierigsten ist bei der Desinfektionsmittelprüfung die sehr wichtige Feststellung von Schneider und Seligmann[10]) auszuschalten, daß die Bakterien, wenn sie mit einem Desinfektionsmittel in Berührung waren, so geschwächt werden können, daß sie von geringeren Konzentrationen abgetötet werden als normale Bakterien. Gerade diese wichtige Feststellung verlangt es, bei der Prüfung der Desinfektionsmittel dieselben nicht zu lange auf die Bakterien einwirken zu lassen. Die größtmögliche Entfernung des Desinfektionsmittels ist die zweite wichtige Forderung.

Durch die Einsaat in große Mengen flüssigen Nährbodens versuchten Rideal und Walker[11]) dieser Forderung gerecht zu werden. Bei ausgedehnten Versuchen ist die ursprüngliche Methode von Rideal und Walker der Umständlichkeit und Kostspieligkeit wegen nicht ausführbar. Deshalb hat schon vor Jahren im hiesigen Laboratorium Else Krüger[12]) die Methode von Rideal und Walker in der Weise modifiziert, daß sie auch für größere Versuchsreihen ausführbar ist. Aber selbst diese Krügersche Modifikation ist für ausgedehnte Versuche umständlich. Deshalb haben wir uns die Rideal-Walkersche Methode der Desinfektionsprüfung für umfangreiche Versuche ausgearbeitet. Dabei behielten wir immer im Auge, Fehlerquellen möglichst auszuschalten und die Desinfektionswirkung der Präparate nicht zu begünstigen: kurze Einwirkungsdauer und große Bakterieneinsaat sind die Hauptforderungen. Wir wollen zu der ausführlichen Beschreibung unserer Methodik übergehen.

I.

Die untersuchten Chininderivate, die alle gröbere oder feinere Pulver darstellen, wurden auf einer chemischen Wage in je nach Bedarf verschiedenen, nicht zu kleinen Mengen (nie weniger als 0,1 g) abgewogen, um die Fehlerquellen, die durch Anhaften feiner Partikelchen am Wägeschälchen entstehen konnten, im Vergleich zur abgewogenen Menge Material nicht zu groß werden zu lassen. Die Lösungen wurden mit steriler physiologischer Kochsalzlösung oder destilliertem Wasser hergestellt. Mit letzterem bei den höheren Homologen der Hydrocupreinreihe, da dieselben in Kochsalzlösung ausfallen. Je nach der Löslichkeit der Präparate lösten wir sie bei Zimmertemperatur oder im Wasserbad von 65^0. Die Stammlösungen, die 1- bis $5\,^0/_0$ig waren, wurden für jeden Versuch ihrer eventuellen Zersetzlichkeit wegen frisch hergestellt.

Die Versuche über die antiseptische Wirkung der Präparate, die von uns Hemmungsversuche genannt werden, wurden folgendermaßen angesetzt:

Von der Ausgangslösung des zu prüfenden Desinfektionsmittels wurden absteigende Mengen zu 4 ccm Bouillon zugesetzt und mit dem Lösungsmittel, destilliertem Wasser oder physiologischer Kochsalzlösung, auf 5 ccm aufgefüllt. Die Röhrchen wurden zusammen mit einer Kontrolle ohne Desinfektionsmittel mit je 0,001 ccm 24 stündiger Diphtheriebouillonkultur beimpft und 7 Tage lang im Brutschrank von 37^0 gehalten. Orientierende mikroskopische Auszählungen der Einsaat ergaben in 0,001 ccm Bouillonkultur über 100000 Keime. War in einem Röhrchen Wachstum makroskopisch erkennbar, so wurde ein mikroskopisches Ausstrichpräparat angefertigt, das wir 1 bis 2 Sekunden mit 1:5 verdünntem Löffler-Methylenblau färbten. Bei zweifelhaften Bakterienformen oder beim Verdacht einer Verunreinigung wurde ein Grampräparat gemacht, außerdem ein Löffler-Röhrchen beimpft, in wichtigen Fällen eine Reinzüchtung vorgenommen. Die Röhrchen, in denen ein Niederschlag oder eine Trübung durch das Desinfektionsmittel entstand, wurden stets mikroskopisch kontrolliert, um eine Verwechslung mit Bakterienwachstum auszuschließen oder dasselbe nachzuweisen.

Als Beispiel folgt ein ausführliches Protokoll eines solchen Versuchs in Tabelle I.

Schwankungen der Resultate, die unter gleichen Versuchsbedingungen auftraten, führten Schneider und Seligmann[10]) nach Ausschluß aller anderen Fehlerquellen auf Resistenzschwankungen der Bakterien zurück und machten die verschiedenartige Zusammensetzung des jeweiligen Nährbodens der Kulturen dafür verantwortlich. Auch bei den Ergebnissen unserer Versuche ist es nicht ausgeschlossen, daß die zur jetzigen Kriegszeit sehr wechselnde Güte des zur Herstellung der Bouillon verwendeten Fleisches beziehungsweise Fleischextraktes zum Teil für die Resultatschwankungen verantwortlich zu machen ist; jedoch nur zum Teil, da Schwankungen um die doppelte Konzentration beim gleichen Stamm im gleichen Versuch (also mit auf demselben Nährboden gezüchteten Bakterien) öfters vorkamen. Als Beispiel dafür diene Tabelle II, die eine solche

Tabelle I.

12. September 1916.

Hemmungswirkung des Chininum hydrochloricum gegen Diphtheriebacillen.

Von einer $^1/_2\%$igen Lösung des Chininum hydrochloricum werden absteigende Mengen zu je 4 ccm Bouillon zugesetzt und mit sterilem destilliertem Wasser auf 5 ccm aufgefüllt. Die Röhrchen werden zusammen mit einer Kontrolle ohne Desinfektionsmittel mit je 0,001 ccm 24 stündiger Diphtheriebouillonkultur beimpft und 7 Tage lang im Brutschrank von 37° beobachtet. Ausgeführt mit Diphtheriestamm Nr. 708 und Nr. 13727.

Röhrchen	1	2	3	4	5	6	Kontrolle
Desinfektionsmittel in der Verdünnung	1,0 ccm 1:200	0,5 ccm 1:200	0,25 ccm 1:200	1,0 ccm 1:2000	0,5 ccm 1:2000	0,25 ccm 1:2000	—
Steriles dest. Wasser	—	0,5 ccm	0,75 ccm	—	0,5 ccm	0,75 ccm	1,0 ccm
Bouillon	4,0 ccm	4,0 ccm	4,0 ccm	4,0 ccm	4,0 ccm	4,0 ccm	4,0 ccm
Die resultierende Konzentration d. Desinfektionsmittels	1:1000	1:2000	1:4000	1:10000	1:20000	1:40000	—

Diphtheriestamm Nr. 708.

	1	2	3	4	5	6	Kontrolle
1. Tag	—	—	—	—	—	+	+
2. Tag	—	—	—	—	—		
3. Tag	—	—	—	—	+		
5. Tag	—	—	—	—			
7. Tag	—	—	—	—			

Diphtheriestamm Nr. 13727.

	1	2	3	4	5	6	Kontrolle
1. Tag	—	—	—	—	—	+	+
2. Tag	—	—	—	—	+		
3. Tag	—	—	—	—			
5. Tag	—	—	—	—			
7. Tag	—	—	—	—			

Zeichenerklärung: — = kein Wachstum } makroskopisch und mikrosko-
+ = Wachstum } pisch kontrolliert.

Resultat: Chininum hydrochloricum hemmt das Wachstum beider Diphtheriestämme in der Verdünnung 1:10000.

Resultatdifferenz zweier mit der gleichen Kultur des gleichen Stammes angesetzter Versuche über die antiseptische Wirkung des Optochins gegenüber Diphteriebacillen enthält.

Tabelle II.

Versuch vom 3. Mai 1916.

Hemmungsversuch mit Optochin geg. Diphtheriestamm Nr. 558.
Versuch doppelt angesetzt: Serie A und B.

Röhrchen	1	2	3	4	5	6	7	8	9	10	Kontrolle
Konzentration des Desinfektionsmittels	1:100	1:200	1:400	1:1000	1:2000	1:4000	1:10000	1:20000	1:40000	1:100000	–
Diphtheriestamm Nr. 558.											
Serie A*)	–	–	–	–	–	–	–	+	+	+	+
Serie B*)	–	–	–	–	–	–	–	–	+	+	+

Im Röhrchen 8 der Serie A war am 7. Tag nach seiner Beimpfung Bakterienwachstum feststellbar, während das gleiche Röhrchen der Serie B steril blieb.

*) Unter Serie A und B verstehen wir die beiden gleichzeitig mit den gleichen Materialien angesetzten Versuche.

Die Tabellen III bis V zeigen die Resultatschwankungen bei Hemmungsversuchen mit einem einzelnen Stamm und die Grenzwerte, die mit verschiedenen Stämmen bei demselben Mittel erzielt wurden.

Tabelle III.

Hemmungswerte der einfach salzsauren Salze des Chinins, des Methyl-, Äthyl-, Isopropyl- und Isobutylhydrocupreins, die bei der Prüfung gegenüber mehreren Diphtheriestämmen gewonnen wurden.

	Diphtheriestamm Nr. 558	Diphtheriestamm Nr. 708	Andere Diphtheriestämme	Grenzwerte
Chininum hydrochloricum ..	1:4000—12500	1:10000—12500	1:4000—12500	1:4000—12500
Methylhydrocuprein. hydrochloricum ..	1:10000	1:12500	1:10000	1:10000—12500
Aethylhydrocuprein. hydrochloricum ..	1:10000—20000	1:10000	1:10000—20000	1:10000—20000
Isopropylhydrocuprein. hydrochloricum ..	1:12500	1:12500	1:25000	1:12500—25000
Isobutylhydrocuprein. hydrochloricum ..	1:50000	1:62500	1:50000	1:50000—62500

Tabelle IV.

Hemmungswerte der doppeltsalzsauren Salze des Hydrocupreins, des Isopropyl-, Isobutyl-, Isoamyl-, Hexyl-, Heptyl-, Isoctyl-, Normaloctyl-, Decyl-, Dodecyl- u. Cetylhydrocupreins, die bei der Prüfung gegenüber mehreren Diphtheriestämmen gewonnen wurden.

	Diphtheriestamm Nr. 558	Diphtheriestamm Nr. 708	Andere Diphtheriestämme	Grenzwerte
Hydrocuprein. bihydrochloricum . .	1:10000	1:12500	1:12500	1:10000—12500
Isopropylhydrocuprein. bihydrochlor.	1:12500—25000	1:25000—50000	1:25000	1:12500—50000
Isobutylhydrocuprein. bihydrochlor.	1:62500—125000	1:50000	1:62500	1:50000—125000
Isoamylhydrocuprein. bihydrochloric.	1:100000—500000	1:200000—500000	1:100000—500000	1:100000—500000
Hexylhydrocuprein. bihydrochloric.	1:100000—500000	1:400000—500000	1:100000—500000	1:100000—500000
Heptylhydrocuprein. bihydrochloric.	1:500000	1:500000	1:500000	1:500000
Isoctylhydrocuprein. bihydrochloric.	1:500000—800000	1:1000000—2000000	1:400000—1000000	1:400000—2000000
Normal-Octylhydrocuprein. bihydrochloricum	1:200000—800000	1:400000—500000	1:400000—500000	1:200000—800000
Decylhydrocuprein. bihydrochloric.	1:400000—500000	1:1000000	1:500000	1:400000—1000000
Dodecylhydrocuprein. bihydrochloricum	1:50000—100000	1:100000	1:100000	1:50000—100000
Cetylhydrocuprein. bihydrochloricum	1:2000—4000	1:2000—10000	1:10000—20000	1:2000—20000

Tabelle V.

Hemmungswerte der chinasauren Salze des Isoamyl- und des Isoctylhydrocupreins, die bei der Prüfung gegenüber mehreren Diphtheriestämmen gewonnen wurden.

	Diphtheriestamm Nr. 558	Diphtheriestamm Nr. 708	Andere Diphtheriestämme	Grenzwerte
Isoamylhydrocuprein. chinicum . .	1 : 200 000—500 000	1 : 200 000—500 000	1 : 200 000	1 : 200 000—500 000
Isoctylhydrocuprein. chinicum . .	1 : 200 000—400 000	1 : 200 000—1 000 000	1 : 200 000—400 000	1 : 200 000—1 000 000

Die ersten und zweiten Kolumnen aller drei Tabellen zeigen die Konzentrationen an, die bei demselben Stamm (Nr. 558 und Nr. 708) Wachstumshemmung erzielten. Die vierte Rubrik enthält die Grenzwerte, die entstehen, wenn man die Ergebnisse aller Stämme bei jedem Mittel zusammenfaßt und ihre höchsten und niedrigsten Werte angibt. Es zeigt sich nun, daß beim gleichen Stamm bei allen Präparaten Resultatschwankungen um das Zwei- bis Vierfache vorkommen können. Das Wachstum der verschiedenen Diphtheriestämme wird gleichfalls durch Konzentrationen gehemmt, die um etwa das Vierfache schwanken. Eine Ausnahme macht das Cetylhydrocuprein, da es in seiner Hemmungswirkung Schwankungen um das Achtfache zeigt, was sich, wie noch gezeigt werden wird, bei seiner Abtötungswirkung wiederholt.

An dieser Stelle möge noch über das „Nachwachsen" berichtet werden. In den Röhrchen, die kein Desinfektionsmittel oder dasselbe in geringer, unwirksamer Konzentration enthielten, war Bakterienwachstum nach 24 oder 48 Stunden deutlich erkennbar. Andere Röhrchen mit größerem Gehalt an Desinfektionsmittel blieben anfangs klar, zeigten aber am 3., 5., zuweilen erst am 7. Tage Bakterienwachstum. Tabelle VI zeigt ein Protokoll eines Hemmungsversuches, bei dem dieses „Nachwachsen" deutlich zu sehen ist.

Für dieses verspätete Wachstum lassen sich mehrere Möglichkeiten an-

Tabelle VI.

26. Oktober 1916.

Protokoll, welches das „Nachwachsen" beim Hemmungsversuch zeigt.
Dodecylhydrocuprein gegen Diphtheriestamm Nr. 558.

Röhrchen	1	2	3	4	5	6	7	8	9	10	11	Kontrolle
Desinfektionsmittel	1,0 ccm 1:1000	0,5 ccm 1:1000	0,25 ccm 1:1000	1,0 ccm 1:10000	0,5 ccm 1:10000	0,25 ccm 1:10000	1,0 ccm 1:100000	0,5 ccm 1:100000	0,25 ccm 1:100000	1,0 ccm 1:1 Million	0,5 ccm 1:1 Million	—
Steriles destilliertes Wasser	—	0,5 ccm	0,75 ccm	—	0,5 ccm	0,75 ccm	—	0,5 ccm	0,75 ccm	—	0,5 ccm	1,0 ccm
Konzentration des Desinfektionsmittels	1:5000	1:10000	1:20000	1:50000	1:100000	1:200000	1:500000	1:1 Million	1:2 Mill.	1:5 Mill.	1:10 Mill.	—

Diphtheriestamm Nr. 558. Serie A.

	1	2	3	4	5	6	7	8	9	10	11	Kontrolle
1. Tag	—	—	—	—	—	—	—	—	—	—	—	+
2. Tag	—	—	—	—	—	—	—	—	—	—	—	
3. Tag	—	—	—	—	—	—	—	—	—	—	—	
5. Tag	—	—	—	+	—	—	—	—	—	—	—	
7. Tag	—	—	—	—	+	+	+	+	+	+	+	

Serie B.

	1	2	3	4	5	6	7	8	9	10	11	Kontrolle
1. Tag	—	—	—	—	—	—	—	—	—	—	—	+
2. Tag	—	—	—	—	—	—	—	—	—	—	—	
3. Tag	—	—	—	—	—	—	—	—	—	—	—	
5. Tag	—	—	—	—	—	—	—	—	—	—	—	
7. Tag	—	—	—	—	+	+	+	+	+	+	+	

führen. Die naheliegendste Erklärung wäre durch die Gewöhnung der Bakterien an das Desinfektionsmittel gegeben, wie sie z. B. Morgenroth und Kaufmann[20]) für die Pneumokokken bei Optochin im Tierversuch, Tugendreich und Russo[6]) im Reagensglase nachgewiesen haben. Wie weiter unten noch eingehender berichtet wird, gelang jedoch eine Festigung der Diphtheriebacillen gegen Optochin nicht.

Es wäre weiterhin möglich, daß die als Nährboden verwendete Bouillon das Desinfektionsmittel allmählich bindet und dadurch dessen Konzentration mit der Zeit so stark verringert, daß die Bakterien wachsen können. Oder man müßte annehmen, daß die Vitalität der Bakterien durch das Desinfektionsmittel abgeschwächt wird und sie daher längere Zeit zum Wachstum brauchen. Wie dem auch sei, die Versuche zeigten, daß eine Beobachtungsdauer von 7 Tagen eher zu kurz als zu lang ist, und wir können es nur dringend empfehlen, die Röhrchen der Hemmungsversuche mindestens 7, oder sogar, wie Schneider und Seligmann[10]) angeben, 8 bis 10 Tage zu beobachten.

Für die Abtötungsversuche setzten wir die Stammlösungen der Desinfektionsmittel in der oben bei den Hemmungsversuchen beschriebenen Weise an. Aus den Ausgangslösungen wurden die weiteren Verdünnungen mit dem Lösungsmittel (destilliertem Wasser oder physiologischer Kochsalzlösung) hergestellt. Die Lösungen ließen wir im Brutschrank von 37° stehen, bis sie diese Temperatur hatten. Da wir das destillierte Wasser, das wir zur Herstellung der Lösungen verwendeten, stets einen Tag lang vor dem Versuch in den Brutschrank stellten, erreichten die Lösungen meist schon nach einer halben Stunde die Brutschranktemperatur.

Zu den Versuchen wurden 24stündige Löffler-Serumkulturen verwandt. Die Bakteriensuspension wurde durch Abschwemmung von zwei Kulturen in zusammen 5 ccm physiologischer Kochsalzlösung bzw. sterilem destilliertem Wasser hergestellt. Die Größe der Einsaat der abzutötenden Bakterien wechselte mit der im Versuch verwendeten Flüssigkeitsmenge. Arbeiteten wir, was meist geschah, mit 5 ccm Lösung in jedem Röhrchen, so setzten wir je 5 Tropfen der Bakteriensuspension aus einer 1 ccm fassenden Pipette zu, was ungefähr 0,25 ccm entspricht. Stand uns weniger Material zur Verfügung, so mußten wir uns aus Sparsamkeitsrücksichten mit der Hälfte der Menge der Lösungen begnügen (2,5 ccm). Zu dieser Menge Desinfektionsmittel gaben wir dann 3 Tropfen Bakteriensuspension (= ungefähr 0,15 ccm) hinzu.

Nachdem wir unsere ersten Versuche mit einer Abtötungsdauer von 45 Minuten angestellt hatten, wählten wir später aus den oben angeführten Gründen die Dauer von nur 10 Minuten, die wir dann für alle Versuche beibehielten. Genau nach 10 Minuten wurde jedes Röhrchen aus dem Brutschrank genommen und aus ihm die Sterilitätsprobe, meist doppelt, angesetzt. Wir benutzten dazu eine kleine Platinöse, die nach genauer Messung 0,4 mg destilliertes Wasser faßte, also dem fünften Teil einer Normalöse entsprach. Alle Versuche sind mit derselben Öse angestellt. Das Material wurde aus dem zu prüfenden Röhrchen durch einmaliges Eintauchen dieser Öse in 10 ccm sterile Bouillon überimpft. Das in der Öse enthaltene Desinfektionsmittel wurde durch die Überimpfung um das 25000fache verdünnt. Diese starke Verdünnung schließt eine nachträgliche Hemmungswirkung in der Sterilitätsprobe sowohl bei den niederen als auch bei den höheren Homologen der geprüften Chininderivate aus, wie sich durch Berechnung aus den Hemmungsversuchen ergibt. Die so angesetzten Sterilitätsproben wurden 7 Tage lang im Brutschrank von 37° beobachtet und genau wie die Hemmungsversuche kontrolliert.

Als Beispiel diene ein ausführliches Protokoll eines solchen Versuches, den Tabelle VII zeigt.

Tabelle VII.

2. November 1916.

Abtötung von Diphtheriebacillen durch Äthylhydrocuprein hydrochloricum (Optochin).

Material:
1. 1 %ige Lösung von Optochin in physiologischer Kochsalzlösung = L_1.
2. Aufschwemmung von je zwei 24stündigen Löfflerserum-Kulturen von Diphtheriestamm Nr. 558, 708 und 8421 in 5 ccm physiologischer Kochsalzlösung.
3. Röhrchen mit 10 ccm steriler Bouillon gefüllt.

Versuchsanordnung:

Röhrchen 1	10 ccm L_1	davon 5 ccm in Röhrchen 2
„ 2	5 ccm aus Röhrchen 1 + 5 ccm physiol. Kochsalzlösung;	„ 5 ccm „ „ 3
„ 3	5 ccm „ „ 2 + 5 ccm „ „ ;	„ 5 ccm „ „ 4
„ 4	5 ccm „ „ 3 + 5 ccm „ „ ;	„ 5 ccm entfernt.
Ktonrolle	5 ccm „ „	

Es enthält dann:

Röhrchen 1	5 ccm der Konzentration 1 : 100
„ 2	5 ccm „ „ 1 : 200
„ 3	5 ccm „ „ 1 : 400
„ 4	5 ccm „ „ 1 : 800
Kontrolle	5 ccm physiologische Kochsalzlösung.

Die Röhrchen werden zunächst im Brutschrank auf eine Temperatur von 35° gebracht. Dann wird jede Minute ein Röhrchen mit 5 Tropfen der Kulturaufschwemmung versetzt und gut durchgemischt. 10 Minuten nach seiner Beimpfung wird aus jedem Röhrchen die Sterilitätsprobe angesetzt, indem in zwei Röhrchen (A und B) von 10 ccm Bouillon je eine Fünftel-Normalöse geimpft wird.

Röhrchen	1		2		3		4		Kontrolle
Konzentration des Desinfektionsmittels	1 : 100		1 : 200		1 : 400		1 : 800		—
	A	B	A	B	A	B	A	B	—

Diphtheriestamm Nr. 558

1. Tag	—	—	—	—	—	—	—	—	+
2. Tag	—	—	—	—	—	—	+	—	
3. Tag	—	—	—	—	—	—		+	
4. Tag	—	—	—	—	—	—			
5. Tag	—	—	—	—	—	—			
7. Tag	—	—	—	—	—	—			

Diphtheriestamm Nr. 708

1. Tag	—	—	—	—	—	—	—	—	+
2. Tag	—	—	—	—	—	—	+	+	
3. Tag	—	—	—	—	—	—			
4. Tag	—	—	—	—	—	—			
5. Tag	—	—	—	—	—	—			
7. Tag	—	—	—	—	—	—			

Diphtheriestamm Nr. 8421

1. Tag	—	—	—	—	—	—	—	—	+
2. Tag	—	—	—	—	—	—	+	+	
3. Tag	—	—	—	—	—	—			
4. Tag	—	—	—	•	—	—			
5. Tag	—	—	—	—	—	—			
7. Tag	—	—	—	—	—	—			

Resultat: Optochin tötet in 10 Minuten alle drei Diphtheriestämme in der Verdünnung 1 : 400 ab.

Auch bei den Abtötungsversuchen wuchsen eine Anzahl Sterilitätsproben später als die Kontrollen. Doch handelte es sich dabei meist nur um einmal, selten zweimal 24 Stunden. Eine Hemmung durch das Desinfektionsmittel in der Sterilitätsprobe ist aus obengenannten Gründen ausgeschlossen. Der Grund für das Nachwachsen ist hier also wahrscheinlich in der länger andauernden, durch das Desinfektionsmittel hervorgerufenen Abschwächung der Vitalität der Bakterien zu suchen. Oder es führt eine Überimpfung nur weniger nicht abgetöteter und nicht abgeschwächter Keime dazu, daß das Bakterienwachstum erst einige Tage später feststellbar wird. Da wir unter den vielen Versuchen nur in 2 Fällen ein Nachwachsen am 4. und 5. Tage beobachteten und nie am 6. oder 7. Tage sahen, glauben wir, daß eine Beobachtungszeit von 5 Tagen völlig ausreichend für Abtötungsversuche bei Anwendung dieser Methode ist.

Wie die wachstumshemmende Wirkung, so ist auch die Bactericidie der einzelnen Präparate nicht immer gleich, wie die Tabellen VIII bis X zeigen.

Tabelle VIII.

Abtötungswerte der einfachsalzsauren Salze des Chinins, des Methyl-, Äthyl-, Isopropyl- und Isobutylhydrocupreins, die bei der Prüfung gegenüber mehreren Diphtheriestämmen gewonnen wurden.

	Diphtheriestamm Nr. 558	Diphtheriestamm Nr. 708	Andere Diphtheriestämme	Grenzwerte
Chininum hydrochloricum . . .	1 : 100—200	1 : 100	1 : 100	1 : 100—200
Methylhydrocupr. hydrochloricum .	1 : 200	1 : 200	1 : 200—400	1 : 200—400
Äthylhydrocuprein. hydrochloricum .	1 : 400—800	1 : 800	1 : 800	1 : 400—800
Isopropylhydrocuprein. hydrochlor.	1 : 800—1600	1 : 400	1 : 800—1600	1 : 400—1600
Isobutylhydrocuprein. hydrochlor.	1 : 1000—4000	1 : 1000	1 : 1000	1 : 1000—4000

Tabelle IX.

Abtötungswerte der doppeltsalzsauren Salze des Hydrocupreins, des Isopropyl-, Isobutyl-, Isoamyl-, Hexyl-, Heptyl-, Isoctyl-, Normal-Octyl-, Decyl-, Dodecyl- und Cetylhydrocupreins, die bei der Prüfung gegenüber mehreren Diphtheriestämmen gewonnen wurden.

	Diphtherie-stamm Nr. 558	Diphtherie-stamm Nr. 708	Andere Diphtheriestämme	Grenzwerte
Hydrocuprein. bihydrochloricum	1 : 20—40	1 : 20—40	1 : 20	1 : 20—40
Isopropylhydrocuprein.bihydrochlor.	1 : 80	1 : 80	1 : 80	1 : 80
Isobutylhydrocupr. bihydrochloricum	1 : 200	1 : 200	1 : 200	1 : 200
Isoamylhydrocupr. bihydrochloricum	1 : 1000—2000	1 : 1000—4000	1 : 2000—4000	1 : 1000—4000
Hexylhydrocuprein. bihydrochloricum	1 : 100—400	1 : 100—200	1 : 100—400	1 : 100—400
Heptylhydrocupr. bihydrochloricum	1 : 4000—16000	1 : 4000	1 : 4000—16000	1 : 4000—16000
Isoctylhydrocupr. bihydrochloricum	1 : 2000—8000	1 : 4000—8000	1 : 2000—8000	1 : 2000—8000
Normal-Octylhydrocuprein. bihydrochloricum	1 : 8000	1 : 8000—16000	1 : 8000	1 : 8000—16000
Decylhydrocuprein. bihydrochloricum	1 : 8000	1 : 4000	1 : 4000	1 : 4000—8000
Dodecylhydrocupr. bihydrochloricum	1 : 2000	1 : 2000	1 : 4000	1 : 2000—4000
Cetylhydrocuprein, bihydrochloricum	1 : 500—1280	1 : 400—1600	1 : 200—400	1 : 200—1600

Tabelle X.

Abtötungswerte der chinasauren Salze des Isoamyl- und Isoctylhydrocupreins, die bei der Prüfung gegenüber mehreren Diphtherie-Stämmen gewonnen wurden.

	Diphtherie-stamm Nr. 558	Diphtherie-stamm Nr. 708	Andere Diphtheriestämme	Grenzwerte
Isoamylhydrocuprein. chinicum	1 : 8000—16000	1 : 8000	1 : 4000	1 : 4000—16000
Isoctylhydrocupr. chinicum	1 : 5000—16000	1 : 5000—16000	1 : 5000—16000	1 : 5000—16000

Es zeigen sich hier Resultatschwankungen, die sich ähnlich wie die bei den Hemmungsversuchen festgestellten verhalten. Die Konzentration des Desinfektionsmittels, durch die ein und derselbe Stamm abgetötet wird, schwankt bei allen Chininderivaten um das Zwei- bis Vierfache. Dieselben Schwankungen treten auch auf, wenn man die Wirksamkeit der Mittel gegen verschiedene Diphtheriestämme vergleicht. Auch dabei finden sich Differenzen um das Zwei- bis Vierfache. Besonders auffällig sind die Schwankungen beim Cetylhydrocuprein, analog seinem Verhalten im Hemmungsversuch. Dieses Präparat erweist sich gegen verschiedene Stämme um das Achtfache verschieden wirksam.

II.

Im Vorhergehenden haben wir unsere Methodik beschrieben. Wir gehen nun dazu über, ausführlich über unsere Versuche zu berichten. Zunächst mögen genauere Angaben über die zu den Versuchen verwendeten Diphtheriestämme gegeben werden.

Die Versuche wurden mit 10 Diphtheriestämmen ausgeführt. Die Stämme Nr. 558 und 708 wurden gegen jedes der untersuchten Präparate geprüft, während die übrigen 8 Stämme abwechselnd zu den Untersuchungen hinzugezogen wurden.

Der Stamm Nr. 558 ist ein am 13. IV. 1916 aus dem Rachen eines 14jährigen Knaben gewonnener, morphologisch und kulturell typischer Diphtheriebacillus. Im Meerschweinchen-Tierversuch war er virulent. Nach 8 Monaten nochmals geprüft, erwies er sich ebenso virulent wie vorher.

Der Stamm Nr. 708 war am 13. IV. 1916 aus den Lakunen einer exstirpierten Tonsille eines 28jährigen Patienten gewonnen. Morphologisch und kulturell erwies er sich als typischer Diphtheriebacillus und zeigte sich im Meerschweinchen-Tierversuch virulent.

Die Stämme Nr. 8421, 9907 und 13727 sind aus Rachen gezüchtete typische und tiervirulente Diphtheriebacillen. Die seltener verwendeten Stämme Nr. 13250, 13698, 3978, 3983 und 8424 sind färberisch und kulturell typische Diphtheriestäbchen, von denen kein Tierversuch angesetzt worden ist.

So viel von den verwendeten Stämmen. Es mögen nun die Angaben über die untersuchten Präparate folgen.

Unseren verbindlichsten Dank möchten wir Herrn Geheimrat Prof. Dr. J. Morgenroth aussprechen, der in liebenswürdigster Weise uns die verschiedenen Chininderivate zur Verfügung gestellt hatte. Zu besonderem Danke sind wir außerdem den Vereinigten Chininwerken Zimmer & Co. verbunden, die uns jederzeit die Präparate bereitwilligst überlassen haben und uns mit Ratschlägen behilflich waren.

Die untersuchten Präparate sind Abkömmlinge des Hydrocupreins, dessen Strukturformel der nachstehenden Besprechungen wegen hier wiedergegeben sei.

$$CH_3-CH_2-CH-CH-CH_2 \quad\quad CHOH-CCH$$

Hydrocuprein.

Zum Vergleich mögen auch die Strukturformeln des Chinins und Hydrochinins angeführt werden.

$$CH_2=CH-CH-CH-CH_2 \quad\quad CHOH-CCH$$

Chinin.

$$CH_3-CH_2-CH-CH-CH_2 \quad\quad CHOH-CCH$$

Hydrochinin (Methylhydrocuprein.)

Durch Einführung der verschiedenen Alkoholradikale an Stelle des Wasserstoffs der bezeichneten Hydroxylgruppe des Hydrocupreins entsteht eine Reihe von Verbindungen. Bezeichnen wir die Formel des Hydrocupreins mit R—OH, so sind die Formeln der durch Einführung der Alkoholradikale entstandenen Verbindungen folgende:

$R-OCH_3$ = Methylhydrocuprein (Hydrochinin).

$R-OC_2H_5$ = Äthylhydrocuprein (Optochin).

$R-OCH\langle^{CH_3}_{CH_3}$ = Isopropylhydrocuprein.

$R-OCH_2-CH\langle^{CH_3}_{CH_3}$ = Isobutylhydrocuprein.

R—OCH$_2$—CH$_2$—CH$\langle^{CH_3}_{CH_3}$ = Isoamylhydrocuprein (Eucupin).
R — O(CH$_2$)^5 — CH$_3$ = Hexylhydrocuprein.
R — O(CH$_2$)^6 — CH$_3$ = Heptylhydrocuprein.
R — O(CH$_2$)^5 — CH$\langle^{CH_3}_{CH_3}$ = Isoctylhydrocuprein*).
R — O(CH$_2$)^7 — CH$_3$ = Normal-Octylhydrocuprein.
R — O(CH$_2$)^9 — CH$_3$ = Decylhydrocuprein.
R — O(CH$_2$)^{11} — CH$_3$ = Dodecylhydrocuprein.
R — O(CH$_2$)^{15} — CH$_3$ = Cetylhydrocuprein.

Die dazwischen liegenden fehlenden Homologen, wie zum Beispiel das Nonylhydrocuprein, standen uns nicht zur Verfügung.

Von diesen Chininderivaten konnten wir teils einfachsalzsaure, teils doppeltsalzsaure und von wenigen auch chinasaure Salze untersuchen, und zwar:

1. Chininum hydrochloricum,
2. Hydrocuprein. bihydrochloricum,
3. Methylhydrocuprein. hydrochloricum,
4. Methylhydrocuprein. bihydrochloricum,
5. Äthylhydrocuprein. hydrochloricum,
6. Äthylhydrocuprein. bihydrochloricum,
7. Isopropylhydrocuprein. hydrochloricum,
8. Isopropylhydrocuprein. bihydrochloricum,
9. Isobutylhydrocuprein. hydrochloricum,
10. Isobutylhydrocuprein. bihydrochloricum,
11. Isoamylhydrocuprein. bihydrochloricum,
12. Isoamylhydrocuprein. chinicum,
13. Isoamylhydrocuprein. bichinicum,
14. Isoamylhydrocuprein. chinicum hydrochloricum,
15. Hexylhydrocuprein. bihydrochloricum,
16. Heptylhydrocuprein. bihydrochloricum,
17. Normal-Octylhydrocuprein. bihydrochloricum,
18. Isoctylhydrocuprein. bihydrochloricum,
19. Isoctylhydrocuprein. chinicum,
20. Decylhydrocuprein. bihydrochloricum,
21. Dodecylhydrocuprein. bihydrochloricum,
22. Cetylhydrocuprein. bihydrochloricum.

---

*) Statt Isoctylhydrocuprein soll überall Sekundäroctylhydrocuprein stehen, dessen Formel: R—O—CH$\langle^{CH_3}_{(CH_2)^5—CH_3}$

Nun möchten wir noch einiges über die Beschaffenheit und über die Löslichkeitsverhältnisse der einzelnen Präparate sagen. Die Löslichkeitsverhältnisse der Präparate in destilliertem Wasser zu $5^0/_0$ veranschaulicht Tabelle XI.

Tabelle XI.

Chininum hydrochloricum Methylhydrocuprein. hydrochloricum Aethylhydrocuprein. hydrochloricum Isopropylhydrocuprein. bihydrochloricum Isobutylhydrocuprein. bihydrochloricum	Leicht löslich zu $5^0/_0$ bei Zimmertemperatur (18°).
Isoamylhydrocuprein. bihydrochloricum Hexylhydrocuprein. bihydrochloricum Heptylhydrocuprein. bihydrochloricum Normal-Octylhydrocuprein. bihydrochloricum Isoctylhydrocuprein. bihydrochloricum Decylhydrocuprein. bihydrochloricum Dodecylhydrocuprein. bihydrochloricum Cetylhydrocuprein. bihydrochloricum	Bei Zimmertemperatur nur langsam löslich zu $5^0/_0$. Im Wasserbad vou 65° schneller löslich.
Isopropylhydrocuprein. hydrochloricum Isobutylhydrocuprein. hydrochloricum	Sehr schwer löslich, selbst bei 100°.
Isoamylhydrocuprein. chinicum Isoctylhydrocuprein. chinicum	Leicht zu $5^0/_0$ bei Zimmertemperatur löslich.

Die einfachsalzsauren Salze der Isoamyl-, Hexyl-, Heptyl-, Octyl-, Decyl-, Dodecyl- und Cetylverbindungen konnten wir nicht untersuchen, da sie, nach Angabe des Darstellers, unlöslich sind. Die einfach chinasauren Salze zeichneten sich durch sehr gute Löslichkeit in Wasser aus.

Die Lösungen des Chinins, Hydrocupreins, Methyl- und Äthylhydrocupreins sind klar und farblos. Bei allen andern einfach- und doppeltsalzsauren Präparaten sind die $5^0/_0$igen Lösungen ebenfalls klar, aber je nach Präparat leicht gefärbt. Beim Herstellen stärkerer Verdünnungen trat bei diesen Verbindungen Opalescenz auf. In den wäßrigen Lösungen des Heptyl- und Octylhydrocupreins in der Verdünnung 1 : 30—40 und des Decyl- und Dodecylhydrocupreins in der Verdünnung 1 : 100—200 zeigt sich eine milchige Trübung, die bei weiterem Verdünnen in Opalescenz übergeht. Bei den niederen Homologen (Propyl- bis Hexylhydrocuprein) tritt die Opalescenz ohne vorhergehende Trübung auf. In der Verdünnung 1 : 100000 ist bei allen Präparaten eine Opalescenz nicht mehr zu sehen.

Das chinasaure Isoamylhydrocuprein ist, wie schon gesagt, bei Zimmertemperatur zu $5\,^0/_0$ leicht in destilliertem Wasser löslich. Stellt man daraus eine $1\,^0/_0$ige Lösung her, so zeigt sich diese bläulich-trüb, wie sehr stark gewässerte Milch. Die Trübung löst sich bei weiterem Verdünnen in Opalescenz auf, die in der Konzentration 1:10000 nicht mehr wahrzunehmen ist. Erwärmt man jedoch die $5\,^0/_0$ige klare Lösung einige Minuten im Wasserbad von $65\,^0$, so fallen weiße flockige Wolken aus, die sich an der Flüssigkeitsoberfläche über der klaren Lösung sammeln und die nicht auf thermischem Wege auflösbar sind.

Die $5\,^0/_0$ige Lösung des chinasauren Isoctylhydrocupreins in destilliertem Wasser hat ein serumartiges Aussehen von grüngelber Farbe. In der Verdünnung 1:500 tritt Opalescenz auf. Eine Trübung wurde in keiner Verdünnung beobachtet.

Die Reaktion der einfachsalzsauren und einfachchinasauren Salze ist neutral oder schwach alkalisch. Die doppeltsalzsauren Salze röten blaues Lackmuspapier deutlich.

Die Versuche über die antiseptische Wirkung der Chininderivate wurden von uns in der oben beschriebenen Weise angesetzt. Jedes Präparat wurde mit mindestens drei Diphtheriestämmen (unter denen sich stets die Stämme Nr. 558 und 708 befanden) in zwei oder mehreren Versuchen geprüft. Wie bei der Besprechung der Versuchsmethodik ausführlich dargelegt ist, schwanken die Werte der Versuchsergebnisse sowohl beim einzelnen Stamm als auch bei der Gesamtheit der geprüften Stämme um das Zwei- bis Vierfache. Um zu einem Vergleich zu kommen, wählten wir daher die Werte, die am regelmäßigsten gefunden wurden, ließen dagegen die Schwankungen nach oben und unten außer acht. Als Beispiel möge hier angeführt werden, daß in den mit chinasaurem Isoamylhydrocuprein ausgeführten Versuchen die Konzentration 1:200000 sechsmal, die Konzentration 1:500000 hingegen nur zweimal antiseptisch wirkte. Als Durchschnittswert wurde infolgedessen die Konzentration 1:200000 angegeben. Eine Zusammenstellung der so gefundenen Zahlen gibt Tabelle XII.

Tabelle XII.

In welchen Konzentrationen wirken die Chininderivate in der Regel entwicklungshemmend auf Diphtheriebacillen ein?

Name des Präparates:	Durchschnittswert
a) Einfachsalzsaure Salze:	
Chininum hydrochloricum	1 : 10000
Methylhydrocuprein. hydrochloricum	1 : 10000
Aethylhydrocuprein. hydrochloricum	1 : 10000
Isopropylhydrocuprein. hydrochloricum	1 : 12500
Isobutylhydrocuprein. hydrochloricum	1 : 50000
b) Doppeltsalzsaure Salze:	
Hydrocuprein. bihydrochloricum	1 : 10000
Isopropylhydrocuprein. bihydrochloricum	1 : 25000
Isobutylhydrocuprein. bihydrochloricum	1 : 62500
Isoamylhydrocuprein. bihydrochloricum	1 : 200000
Hexylhydrocuprein. bihydrochloricum	1 : 300000
Heptylhydrocuprein. bihydrochloricum	1 : 500000
Isoctylhydrocuprein. bihydrochloricum	1 : 750000
Normal-Octylhydrocuprein. bihydrochloricum	1 : 500000
Decylhydrocuprein. bihydrochloricum	1 : 500000
Dodecylhydrocuprein. bihydrochloricum	1 : 100000
Cetylhydrocuprein. bihydrochloricum	1 : 5000
c) Chinasaure Salze:	
Isoamylhydrocuprein. chinicum	1 : 200000
Isoctylhydrocuprein. chinicum	1 : 400000

Zur besseren Übersicht haben wir diese Werte in einer Kurve dargestellt, deren Ordinate die Verdünnungsgrade enthält und in deren Abszisse die nach steigendem Kohlenstoffgehalt geordneten Hydrocupreinderivate stehen (Tabelle XIII).

Die an der Kurve, S. 25, angeführten Zahlen beziehen sich auf die mit denselben Zahlen bezeichneten Mittel, die in der Abszisse angeführt sind.

Aus der Tabelle XII und der Kurve ergibt sich folgendes: Die entwicklungshemmende Wirkung der einfachsalzsauren Salze des Methyl-, Äthyl-, Isopropylhydrocupreins und des vergleichsweise herangezogenen Chinins ist gleich stark. Auch das doppeltsalzsaure Hydrocuprein hemmt das Wachstum der Diphtheriebacillen in der gleichen Konzentration wie die vorher angeführten einfachsalzsauren Präparate. In der Reihe des Isobutyl-, Isoamyl-, Hexyl- und Heptylhydrocupreins steigt die antiseptische Wirkung gegenüber Diphtheriebacillen an, um im Isoctylhydrocuprein das Maximum zu erreichen. Bei den noch

Tabelle XIII.

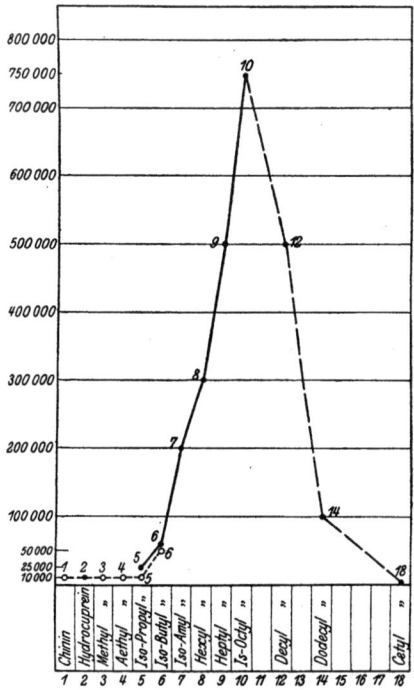

Zeichenerklärung:
○ = einfachsalzsaure Salze,
● = doppeltsalzsaure Salze,
----- = Kurve der einfachsalzsauren Salze,
——— = Kurve der doppeltsalzsauren Salze,
— — — = Kurve, die über Lücken in der Reihe der Präparate hinwegführt.

höheren Homologen der Reihe nimmt die entwicklungshemmende Wirkung wieder ab. Das Decylhydrocuprein kommt in seiner antiseptischen Wirkung ungefähr der Heptylverbindung, und das Dodecylhydrocuprein der Isoamylverbindung gleich. Das Cetylhydrocuprein bleibt in seiner Wirkung sogar noch hinter dem Chinin zurück. Auf die Unterschiede der Wirksamkeit der einfach- und doppeltsalzsauren Salze werden wir später noch zurückkommen.

Die bactericide Wirkung jedes Präparates wurde gleichfalls mindestens gegen drei Diphtheriestämme und in wenigstens zwei verschiedenen Versuchen geprüft. Die am häufigsten gefundenen Werte, die sich aus den verschiedenen Resultaten ergeben haben, sind in der Tabelle XIV zusammengestellt.

Tabelle XIV.

In welchen Konzentrationen wirken die Chininderivate in der Regel abtötend auf Diphtheriebacillen ein?

Präparate:	Durchschnittswerte
a) Einfachsalzsaure Salze:	
Chininum hydrochloricum	1 : 100
Methylhydrocuprein. hydrochloricum	1 : 200
Aethylhydrocuprein. hydrochloricum	1 : 400
Isopropylhydrocuprein. hydrochloricum	1 : 800
Isobutylhydrocuprein. hydrochloricum	1 : 1000
b) Doppeltsalzsaure Salze:	
Hydrocuprein. bihydrochloricum	1 : 20
Isopropylhydrocuprein. bihydrochloricum	1 : 80
Isobutylhydrocuprein. bihydrochloricum	1 : 200
Isoamylhydrocuprein. bihydrochloricum	1 : 2000
Hexylhydrocuprein. bihydrochloricum	1 : 200
Heptylhydrocuprein. bihydrochloricum	1 : 8000
Isoctylhydrocuprein. bihydrochloricum	1 : 8000
Normal-Octylhydrocuprein. bihydrochloricum	1 : 8000
Decylhydrocuprein. bihydrochloricum	1 : 8000
Dodecylhydrocuprein. bihydrochloricum	1 : 2000
Cetylhydrocuprein. bihydrochloricum	1 : 400
c) Chinasaure Salze:	
Isoamylhydrocuprein. chinicum	1 : 8000
Isoctylhydrocuprein. chinicum	1 : 8000

Zur besseren Übersicht haben wir hier ebenfalls eine Kurve angefertigt, die das Verhalten der Bactericidie der verschiedenen Hydrocupreinderivate zeigt (Tabelle XV).

Die an der Kurve angeführten Zahlen beziehen sich auf die mit denselben Zahlen bezeichneten Mittel, die in der Abszisse angeführt sind.

Ergebnis: Die Kurve der einfachsalzsauren Salze steigt vom Chinin bis zum Isobutylhydrocuprein über Methyl-, Äthyl- und Isopropylhydrocuprein an. Die abtötende Wirkung des doppeltsalzsauren Hydrocupreins reicht noch lange nicht an die des salzsauren Chinins heran. Vom doppeltsalzsauren Isopropylhydrocuprein ist bis zum Heptylhydrocuprein ein starker Anstieg in der Kurve zu sehen, der nur von der Hexylverbindung unterbrochen wird. Die Bactericidie der Hexylverbindung beträgt nur den zehnten Teil der Bactericidie der Isoamylver-

Tabelle XV.

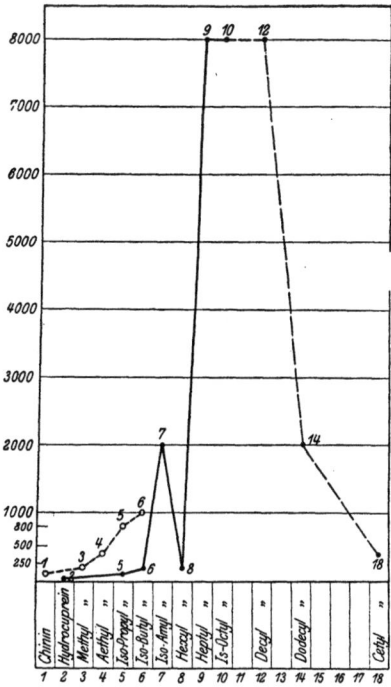

Zeichenerklärung:

    ○ = einfachsalzsaure Salze,
    ● = doppeltsalzsaure Salze,
    ····· = Kurve der einfachsalzsauren Salze,
    ——— = Kurve der doppeltsalzsauren Salze,
    ——— = Kurve, die über Lücken in der Reihe der Präparate führt.

bindung. Mit dem Heptylhydrocuprein erreicht die Abtötungswirkung ihr Optimum in der Kurve. Die Octyl- und Decylverbindung halten sich auf gleicher Höhe wie die Heptylverbindung, was der Kurve das Aussehen eines abgestumpften Kegels verleiht. Mit dem Dodecylhydrocuprein fällt die bactericide Wirkung wieder auf die Stufe der Isoamylverbindung. Die Wirksamkeit des Cetylhydrocupreins ist noch bedeutend geringer.

Vergleichen wir die Kurve der Abtötungswerte mit der für die Hemmungswerte, so ist ein Parallelismus erkennbar. Beide Kurven steigen steil an, um in den Heptyl-, Octyl- und Decylverbindungen ihr Maximum zu erreichen, und fallen dann wieder bis zu einer geringen Höhe herab. Eine Ausnahme macht das Hexylhydrocuprein dadurch, daß es, trotzdem es stärkere Hemmungswirkung zeigt als sein niederes Homologon, das Isoamylhydrocuprein, in seiner Desinfektionswirkung bedeutend hinter diesem zurückbleibt. Eine andere Abweichung der beiden Kurven voneinander ist die, daß die Bactericidie des Isoctylhydrocupreins die der Heptylverbindung nicht wesentlich übertrifft, während im Hemmungsversuch das Isoctylhydrocuprein sich der Heptylverbindung überlegen zeigt.

Ergänzend möge hinzugefügt werden, daß wir die zur Untersuchung herangezogenen Stämme vergleichsweise auf ihre Resistenz gegenüber einem bekannten Desinfektionsmittel, und zwar Carbolsäure, geprüft haben. Das Ergebnis dieser Versuche war folgendes: Diphtheriestamm Nr. 558 und 708 wurden von einer $^1/_2\%$igen Carbolsäurelösung in destilliertem Wasser in 10 Minuten abgetötet, von einer $^1/_4\%$igen Lösung nicht mehr. Die Stämme Nr. 8421 und 9907 wurden durch 1%ige Lösungen, nicht aber durch $^1/_2\%$ige Lösungen abgetötet.

III.

Für ein Mittel, das therapeutisch anwendbar sein soll, ist es wichtig, zu wissen, ob seine Wirksamkeit bei Anwesenheit von Serum nicht abnimmt. Zu diesem Zwecke stellten wir Versuche in Serum an, und zwar in den Konzentrationen der Präparate 1:100, 1:500 und 1:1000. Dadurch konnten wir uns einerseits über die desinfektorische Wirksamkeit, andererseits über die Löslichkeit der Mittel im Serum orientieren. Wir verwendeten Serum von 4 gesunden Menschen. Die Sera wurden zusammen gemischt und eine Stunde im Wasserbad von 56° erhitzt. Die Lösungen wurden folgendermaßen hergestellt: Zu 2 ccm Serum wurde 0,5 ccm des in destilliertem Wasser gelösten Mittels hinzugegeben, und zwar in folgender Anordnung:

	Serum	Desinfektionsmittel	Resultierende Konzentration
Röhrchen 1	2 ccm	+ 0,5 ccm der 5%igen Lösung	= 1 : 100
„ 2	2 ccm	+ 0,5 ccm „ 1% „ „	= 1 : 500
„ 3	2 ccm	+ 0,5 ccm „ $^1/_2\%$ „ „	= 1 : 1000

Tabelle XVI zeigt die in den verschiedenen Verdünnungen im Serum aufgetretenen Fällungen.

Tabelle XVI.

Konzentration von	1:100	1:500	1:1000
Chininum hydrochloricum . . . . Methylhydrocuprein. hydrochloricum . . Aethylhydrocuprein. hydrochloricum . . Isopropylhydrocuprein. hydrochloricum . Isopropylhydrocuprein. bihydrochloricum	Niederschlag	Trübung	klar
Isobutylhydrocuprein. hydrochloricum . Isobutylhydrocuprein. bihydrochloricum . Isoamylhydrocuprein. bihydrochloricum . Hexylhydrocuprein. bihydrochloricum . . Heptylhydrocuprein. bihydrochloricum . Isoctylhydrocuprein. bihydrochloricum . Normal-Octylhydrocuprein. bihydrochloricum . . . . Decylhydrocuprein. bihydrochloricum . .	dicke Fällung	Niederschlag	Trübung
Dodecylhydrocuprein. bihydrochloricum .	Niederschlag	Trübung	Trübung
Isoamylhydrocuprein. chinicum . . . . Isoctylhydrocuprein. chinicum	Niederschlag	Trübung	klar

Die Skala der Fällungen ist: klar, Trübung, Niederschlag, dicke Fällung.

Wie aus Tabelle XVI zu ersehen ist, können die angeführten Desinfektionsmittel in bezug auf ihre Fällbarkeit im Serum in 2 Gruppen eingeteilt werden. Die erste Gruppe vereinigt außer dem Chinin, die Methyl-, Äthyl- und Isopropylverbindungen sowie die Dodecylverbindung. Alle diese Verbindungen des Hydrocupreins zeigten im Menschenserum in der Verdünnung 1:100 einen deutlichen, gelblichweißen Niederschlag und in der Verdünnung 1:500 eine Trübung. Bis auf Dodecylhydrocuprein sind sie in der Verdünnung 1:1000 klar. Die zweite Gruppe umfaßt die Salze des Isobutyl-, Isoamyl-, Hexyl-, Heptyl-, Octyl- und Decylhydrocupreins. Sie zeichnet sich dadurch aus, daß in der Verdünnung 1:100 eine dicke Fällung im Serum auftritt und in der Verdünnung 1:500 ein Niederschlag sich zeigt, der dem Niederschlag der Gruppe I in der Verdünnung 1:100 gleichkommt. In der Konzentration 1:1000 zeigten die Präparate der zweiten Gruppe noch eine deutliche Trübung. Die chinasauren Salze des Isoamyl- und Isoctylhydrocupreins fielen nicht so stark im Serum aus wie die entsprechenden doppeltsalzsauren Salze: In der Verdünnung 1:100 zeigte sich ein deutlicher Niederschlag, 1:500 bestand noch Trübung, 1:1000 war die Lösung im Serum klar.

Mit diesen drei Verdünnungen aller Präparate setzten wir Abtötungsversuche mit dem Diphtheriestamm Nr. 558 an, indem wir nach einer Einwirkungsdauer der Desinfektionsmittel von 10 und 30 Minuten Sterilitätsproben beimpften. Außerdem wurde ein Kontrollversuch angesetzt, ob das Serum nicht schon selbst bactericide Eigenschaften gegenüber Diphtheriebacillen habe. Dies war nicht der Fall. Tabelle XVII bringt das Ergebnis dieser Versuche.

Tabelle XVII.

Konzentration	1:100		1:500		1:1000	
abgeimpft nach	30 Min.	10 Min.	30 Min.	10 Min.	30 Min.	10 Min.
Chininum hydrochloric.	−	−	+	+	+	+
Methylhydrocuprein. hydrochloricum	−	+	+	+	+	+
Aethylhydrocuprein. hydrochloricum	−	−	+	+	+	+
Isopropylhydrocuprein. hydrochloricum	−	−	+	+	+	+
Isopropylhydrocuprein. bihydrochloricum	−	−	+	+	+	+
Isobutylhydrocuprein. hydrochloricum	−	−	−	−	+	+
Isobutylhydrocuprein. bihydrochloricum	−	−	−	−	+	+
Isoamylhydrocuprein. bihydrochloricum	−	−	−	−	−	+
Hexylhydrocuprein. bihydrochloricum	−	−	−	−	+	+
Heptylhydrocuprein. bihydrochloricum	−	−	−	−	+	+
Isooctylhydrocuprein. bihydrochloricum	−	−	−	−	+	+
Normal-Octylhydrocuprein. bihydrochloric.	−	−	−	−	+	+
Decylhydrocuprein. bihydrochloricum	−	−	−	+	+	+
Dodecylhydrocuprein. bihydrochloricum	−	−	+	+	+	+
Isoamylhydrocuprein. chinicum	−	−	−	−	+	+
Isooctylhydrocuprein. chinicum	−	−	+	+	+	+

Aus den Versuchen mit Serum ergibt sich, wie aus den Tabellen XVI und XVII zu entnehmen ist, folgendes:

1. Die Derivate des Chinins bilden im Serum Niederschläge verschiedenen Grades.

2. Sie töten im Serum Diphtheriebacillen ab.

3. Ihre abtötende Wirkung wird durch das Menschenserum im Vergleich zur Wirkung im eiweißfreien Medium herabgesetzt.

4. Auch im Serum ist die Desinfektionswirkung der Isobutyl-, Isoamyl-, Hexyl-, Heptyl- und Octylverbindungen eine stärkere als die des Chinins und der Methyl-, Äthyl- und Isopropylverbindungen einerseits und der Decyl- und der Dodecylverbindung andererseits.

5. Trotzdem die chinasauren Salze des Isoamyl- und Isoctylhydrocupreins im Serum weniger stark ausfallen als die doppeltsalzsauren Salze, ist ihre abtötende Wirkung im Serum keine größere als die der doppeltsalzsauren Salze, beim Isoctylhydrocuprein. chinicum sogar eine geringere als beim Isoctylhydrocuprein. bihydrochloricum.

Im Anschluß an die Serumversuche möge kurz über unsere Gewöhnungsexperimente berichtet werden.

Seitdem Ehrlich durch seine grundlegenden Untersuchungen auf das Problem der Arzneifestigkeit die Aufmerksamkeit lenkte und seine große Bedeutung für die Beurteilung der therapeutischen Wirksamkeit der Arzneimittel ergründete, fehlte es nicht an Untersuchungen, die sich mit der Festigung von Bakterien gegen verschiedenartige Pharmaka beschäftigten. Wir wollen uns hier nur auf die mit den hier behandelten Präparaten gewonnenen Erfahrungen beschränken. Morgenroth und Kaufmann[20] haben gezeigt, daß es nach mehreren Passagen in Mäusen gelingt, Pneumokokken gegen Optochin zu festigen. Im Morgenrothschen Laboratorium haben dann Tugendreich und Russo[6] nachgewiesen, daß dies auch im Reagensglase durch geeignete Behandlung möglich ist. Auch Haendel und Baerthlein[17] ist es gelungen, Typhus- und Paratyphusbacillen gegen Chinin zu festigen. Dagegen mißlang Morgenroth und Tugendreich[9] eine Festigung von Staphylokokken gegen Isoctylhydrocuprein.

Wir versuchten die Diphtheriebacillen gegen Optochin zu

festigen. Um die Gewöhnung zu erzielen, impften wir die Diphtheriebacillen in eine Verdünnung des Optochins von 1:100000 in Bouillon ein und versuchten sie an stärkere Konzentrationen zu gewöhnen. Trotzdem wir die Versuche längere Zeit (3 Monate) fortsetzten, ist es uns nicht gelungen, eine wirkliche Festigung zu erzielen.

Beim Abimpfen von einer Optochinlösung 1:100000 gelang die Züchtung nur in langsam steigenden Konzentrationen: 1:75000, 1:60000 usf. Impfte man aus der Verdünnung 1:100000 sofort in eine Verdünnung 1:40000 ab, so blieb das Wachstum aus. Das ist bemerkenswert, da die Konzentration 1:40000, wie die oben besprochenen Hemmungsversuche zeigen, sonst Wachstum zuläßt. Es werden wohl die Keime durch das Wachstum im optochinhaltigen Medium geschädigt. Nach 15 Passagen, die sechs Wochen in Anspruch nahmen, wuchsen die Diphtheriebacillen regelmäßig in der Konzentration 1:25000. Trotz zahlreicher Versuche gelang es nur selten, in der Konzentration 1:20000 Wachstum zu erzielen, und wenn dies eintrat, so erwiesen sich die Bakterien so geschwächt, daß sie auch in schwächeren Konzentrationen von Optochin nicht mehr wuchsen. In optochinfreie Bouillon gebracht, erholten sich die Keime schnell wieder. Nach dreimonatlicher Züchtung in optochinhaltiger Bouillon setzten wir mit einem in der Konzentration 1:40000 gewachsenen Stamm einen Hemmungsversuch an, indem wir diese Kultur zur Einsaat benutzten. Er ergab kein Wachstum in den Konzentrationen 1:40000 und darunter, während die optochinfreie Kontrollbouillon deutliches Wachstum schon nach 24 Stunden zeigte. Das Ergebnis läßt sich in folgenden Sätzen zusammenfassen:

1. Der Diphtheriestamm Nr. 558 ließ sich in drei Monaten durch über 20 Passagen gegen Optochin nicht widerstandsfähiger machen, als er vorher war.

2. Im Gegenteil trat eine Überempfindlichkeit oder Degeneration des Stammes ein, da dieser durch bedeutend schwächere Optochinkonzentrationen gehemmt wurde, als es vorher der Fall war.

IV.

Da die desinfizierende Wirkung der einzelnen Chininderivate gegenüber Diphtheriebacillen nicht gleich ist, sondern mit steigendem Kohlenstoffgehalt der Alkoxygruppe zunächst eine Zunahme, dann eine Abnahme zeigt, lag der Gedanke nahe, zu prüfen, ob ein identisches Verhalten die Alkohole gegenüber Diphtheriebacillen zeigen. Wir bezogen die Alkohole von E. Merck, Darmstadt, und C. A. F. Kahlbaum, Berlin. Folgende Alkohole kamen zur Untersuchung:

1. Methylalkohol,
2. Äthylalkohol,
3. Normal-Propylalkohol,
4. Isobutylalkohol,
5. Normal-Amylalkohol,
6. Normal-Hexylalkohol,
7. Normal-Heptylalkohol,
8. Normal-Octylalkohol,
9. Normal-Decylalkohol.

Bekanntlich nimmt die Löslichkeit der Alkohole mit zunehmendem Kohlenstoffgehalt ab. Vom Amylalkohol aufwärts erhält man klare Lösungen erst bei stärkeren Verdünnungen während in den höheren Konzentrationen nur Emulsionen zu erzielen sind, die allerdings zum Teil eine gute, längere Zeit stabile Suspensionsfähigkeit besitzen. Wir hatten für Desinfektionsversuche nicht nur die klaren Lösungen, sondern auch die Emulsionen herangezogen.

Tabelle XVIII zeigt die Aggregatzustände und die Löslichkeitsverhältnisse der untersuchten Alkohole.

Tabelle XVIII.

Alkohol	Aggregatzustand	Klar löslich
Methylalkohol	leicht flüchtig	in jedem Verhältnis
Äthylalkohol		
Normal-Propylakohol		
Isobutylalkohol		in der Konzentration 1:10
Normal-Amylalkohol	dünnflüssig	in der Konzentration 1:80
Normal-Hexylalkohol		„ „ „ 1:160
Normal-Heptylalkohol		„ „ „ 1:160
Normal-Octylalkohol	ölig	in der Konzentration 1:640
Normal-Decylalkohol		„ „ „ 1:5120

Die in den Versuchen verwendeten Verdünnungen sind nach Volumprozenten berechnet.

Die Hemmungsversuche mit Alkoholen wurden in üblicher Weise angesetzt, mit dem Unterschiede, daß in den Versuchen mit flüchtigen Alkoholen die Bouillonröhrchen mit Paraffin abgedichtet wurden. Auf diese Weise vermieden wir ein Sinken der Alkoholkonzentration durch Verdunsten des flüchtigen Alkohols. Jeder Alkohol wurde in mehreren Versuchen auf seine wachstumshemmende Wirkung gegen verschiedene Diphtheriestämme geprüft. Es ergaben sich auch hierbei Schwankungen der Resultate, die in Tabelle XIX zum Ausdruck kommen.

Tabelle XIX.

Hemmungswerte der Alkohole der aliphatischen Reihe (Methyl-, Äthyl-, Propyl-, Isobutyl-, Amyl-, Hexyl-, Heptyl-, Octyl- und Decylalkohol), die bei der Prüfung mehrerer Diphtheriestämme gewonnen wurden.

	Diphtheriestamm Nr. 558	Diphtheriestamm Nr. 708	Andere Diphtheriestämme	Grenzwerte
Methylalkohol . . .	1 : 10	1 : 10	1 : 10	1 : 10
Äthylalkohol	1 : 20	1 : 10—20	1 : 10	1 : 10—20
Normal-Propylalkohol	1 : 20	1 : 20—50	1 : 50	1 : 20—50
Isobutylalkohol . . .	1 : 50	1 : 50—100	1 : 25—100	1 : 25—100
Normal-Amylalkohol	1 : 200	1 : 200	1 : 200	1 : 200
Normal-Hexylalkohol	1 : 200—400	1 : 300	1 : 300	1 : 200—400
Normal-Heptylalkoh.	1 : 400—800	1 : 400—800	1 : 250—800	1 : 250—800
Normal-Octylalkohol	1 : 1000	1 : 1000—2500	1 : 1000—2500	1 : 1000—2500
Normal-Decylalkohol	1 : 5000—20 000	1 : 10000	1 : 10000	1 : 5000—20 000

Die beiden ersten Rubriken zeigen, daß die Hemmungswirkung eines Alkohols gegenüber demselben Stamm um das 2- bis 4fache schwanken kann. Die letzte Kolonne bringt die aus allen Versuchen für jeden Alkohol gegenüber verschiedenen Stämmen gewonnenen Grenzwerte, die auch nicht mehr als um das 2- bis 4fache differieren.

Vergleicht man die entwicklungshemmenden Konzentrationen der verschiedenen Alkohole miteinander, so sieht man, daß mit steigendem Molekulargewicht auch die antiseptische

Wirkung steigt. In Tabelle XX kommt dies Ansteigen der wachstumshemmenden Wirkung gut zum Ausdruck.

Tabelle XX.

Hemmungswirkung der Alkohole der aliphatischen Reihe gegenüber Diphtheriebacillen.

Konzentration	1:10	1:20	1:50	1:100	1:200	1:300	1:400	1:500	1:800	1:1000	1:2500	1:5000	1:10000	1:20000	1:50000
Methylalkohol	−	+													
Äthylalkohol	−	∓	+												
Normal-Propylalkohol		−	∓	+											
Isobutylalkohol			−	∓	+										
Normal-Amylalkohol				−	+										
Normal-Hexylalkohol					−	∓	+								
Normal-Heptylalkoh.						−	∓	∓	+						
Normal-Octylalkohol									−	∓	+				
Normal-Decylalkohol												−	∓	∓	+

Zeichenerklärung:
− bedeutet: in dieser Konzentration ist nie Wachstum beobachtet worden;
∓ bedeutet: in dieser Konzentration ist in einigen Versuchen Wachstum beobachtet worden, während es in andern Versuchen ausblieb;
+ bedeutet: in dieser Konzentration erfolgte in allen Versuchen Wachstum.

Unsere Resultate stehen in vollständigem Einklang mit den Untersuchungen, die von Wirgin[13]) und Stadler[14]) angestellt worden sind. Diese Autoren prüften den Methyl-, Äthyl-, Propyl-, Butyl- und Amylalkohol gegenüber Pyocyaneus, Koli und Kokken, und fanden, daß mit steigendem Molekulargewicht die wachstumshemmende Wirkung der Alkohole zunimmt. Wir haben auch noch Hexyl-, Heptyl-, Octyl- und Decylalkol gegenüber Diphtheriebacillen untersucht und die Regel auch für diese Alkohole bestätigt gefunden.

Die Abtötungsversuche wurden in der eingangs beschriebenen Weise ausgeführt. Tabelle XXI zeigt die Konzentrationen an, in denen Diphtheriebacillen in 10 Minuten abgetötet werden.

Tabelle XXI.
Abtötungswerte der Alkohole der aliphatischen Reihe, die bei der Prüfung mehrerer Diphtheriestämme gewonnen wurden.

	Diphtheriestamm Nr. 558	Diphtheriestamm Nr. 708	Andere Diphtheriestämme	Grenzwerte
Methylalkohol	1 : 2	1 : 2	1 : 2	1 : 2
Äthylalkohol	1 : 4	1 : 4	1 : 4	1 : 4
Normal-Propylalkohol	1 : 4—8	1 : 8	1 : 8	1 : 4—8
Isobutylalkohol . . .	1 : 16	1 : 16	1 : 16	1 : 16
Normal-Amylalkohol .	1 : 40—80	1 : 40	1 : 40	1 : 40—80
Normal-Hexylalkohol .	1 : 160	1 : 160	1 : 160	1 : 160
Normal-Heptylalkohol	1 : 320	1 : 160—320	1 : 320	1 : 160—320
Normal-Octylalkohol .	1 : 640—1280	1 : 320—640	1 : 320—640	1 : 320—1280
Normal-Decylalkohol .	1 : 640—1280	1 : 1280—2560	1 : 1280—2560	1 : 640—2560

Auch hier lassen sich Schwankungen derselben Art, wie sie schon bei den Hemmungsversuchen erwähnt worden sind, beobachten. Gleichzeitig sieht man, daß mit wachsendem Molekulargewicht die Bactericidie der Alkohole zunimmt, was sich besonders deutlich in Tabelle XXII zeigt.

Tabelle XXII.
Abtötungswirkung der Alkohole der aliphatischen Reihe gegenüber Diphtheriebacillen.

Konzentration	1 : 2	1 : 4	1 : 8	1 : 16	1 : 32	1 : 40	1 : 80	1 : 160	1 : 320	1 : 640	1 : 1280	1 : 2560	1 : 5120
Methylalkohol . . .	−	+											
Äthylalkohol		−	+										
Normal-Propylalkohol		−	∓	+									
Isobutylalkohol . . .				−	+								
Normal-Amylalkohol .						−	∓	+					
Normal-Hexylalkohol .								−	+				
Normal-Heptylalkohol									−	∓	+		
Normal-Octylalkohol .										−	∓	∓	+
Normal-Decylalkohol											−	∓	∓	+

Zeichenerklärung:
− bedeutet: in dieser Konzentration ist nie Wachstum beobachtet worden;
∓ bedeutet: in dieser Konzentration ist in einigen Versuchen Wachstum beobachtet worden, während es in anderen Versuchen ausblieb;
+ bedeutet: in dieser Konzentration erfolgte in allen Versuchen Wachstum.

Diese Steigerung der Bactericidie mit dem Kohlenstoffgehalt der Alkohole wies zuerst Saul[15]) für Methyl-, Äthyl- und Normal-Propylalkohol an Milzbrandsporen nach. Buchner, Fuchs und Megele[16]) fanden bei denselben Alkoholen das gleiche Verhalten gegenüber Bierhefe, Staphylococcus aureus, Typhusbacillen und Pyocyaneus. Wirgin[13]), der mit Staphylococcus aureus arbeitete, erweiterte den Satz von der Zunahme der Bactericidie bei steigendem Molekulargewicht der Alkohole auf den Butyl- und Amylalkohol.

Unsere Versuche beweisen die Gültigkeit dieses Satzes auch für Diphtheriebacillen und dehnen ihn auch noch auf die nächsthöheren Alkohole, den Hexyl-, Heptyl, Octyl- und Decylalkohol aus.

Vergleicht man die Hemmungskurve der Alkohole mit der Abtötungskurve, so sieht man, daß die beiden ungefähr parallel verlaufen, so daß die Hemmungswerte immer ungefähr das Drei- bis Fünffache der Abtötungswerte betragen.

Für die Theorie der Desinfektionswirkung der geprüften Hydrocupreinderivate scheint uns das Verhalten der Alkohole von Interesse zu sein. Zwischen der Konstitution und der Wirkung der Hydrocupreinderivate besteht ein gewisser Konnex. Je wirksamer der Alkohol, desto stärker wirkt das Desinfiziens zumeist, das durch Eintritt des Alkoholradikals in das Hydrocupreinmolekül entsteht. Wohl gibt es auch hier Ausnahmen, wie die Versuche mit Hexylhydrocuprein im Vergleich mit der Wirkung des Hexylalkohols zeigen. Während der Hexylalkohol besser wirksam ist als der Amylalkohol, ist seine Hydrocupreinverbindung schlechter wirksam als die des Amylalkohols.

Der Nachweis des Zusammenhangs zwischen Konstitution und Wirkung der Alkohol-Hydrocupreinverbindungen legt den Gedanken nahe, Stoffe, die erwiesenermaßen noch besser als die Alkohole abtötend auf Diphtheriebacillen wirken, in das Hydrocupreinmolekül einzuführen. Wir denken da zunächst an Phenole, Kresole, Thymol u. a. m.

Für die desinfektorische Wirksamkeit eines Salzes ist die Natur seiner Säure von Wichtigkeit. Wissen wir doch zum Beispiel von den Quecksilberverbindungen, daß die schwefelsauren und salpetersauren Salze dieses Metalls weniger wirksam sind als die salzsauren, und zwar auch dann, wenn man äquimolekulare Lösungen verwendet. Es war deshalb von Interesse, zu untersuchen, ob bei den Hydrocupreinderivaten die Säure für die Desinfektionswirkung von Bedeutung ist.

Wie wir schon bei der Besprechung der Präparate erwähnt haben, standen uns einfachsalzsaure Salze der niederen Homologen und doppeltsalzsaure Salze der höheren Homologen der Hydrocupreinderivate zur Verfügung. Nur vom Methyl-, Äthyl-, Isopropyl- und Isobutylhydrocuprein konnten wir beide Salze, die einfachsalzsauren und die doppeltsalzsauren, untersuchen.

Wie Tabelle XXIII zeigt, hemmen das einfach- und doppeltsalzsaure Isopropylhydrocuprein das Wachstum der Diphtheriebacillen ungefähr gleich stark, ca. 1 : 12500. Das gleiche Verhalten zeigen das einfach- und doppeltsalzsaure Isobutylhydrocuprein. Beide Präparate hemmen das Wachstum der Diphtheriebacillen ungefähr in gleichem Maße (1:50000 bis 1:62500).

Tabelle XXIII.

Vergleich der Hemmungswirkung der einfachsalzsauren und doppeltsalzsauren Salze des Isopropyl- und Isobutylhydrocupreins gegenüber Diphtheriebacillen.

Konzentration des Desinfektionsmittels	1:2500	1:5000	1:10000	1:12500	1:25000	1:50000	1:62500	1:125000	1:250000	Kontrolle
Einfachsalzsaures Isopropylhydrocuprein:										
Diphtheriestamm Nr. 558; Serie A	−	−	−	−	+	+	+	+	+	+
„ Nr. 558; Serie B	−	−	−	−	+	+	+	+	+	+
Doppeltsalzsaures Isopropylhydrocuprein:										
Diphtheriestamm Nr. 558; Serie A	−	−	−	−	+	+	+	+	+	+
„ Nr. 558; Serie B	−	−	−	−	−	+	+	+	+	+
Einfachsalzsaures Isobutylhydrocuprein:										
Diphtheriestamm Nr. 558	−	−	−	−	−	−	+	+	+	+
„ „ 708	−	−	−	−	−	−	−	+	+	+
„ „ 13727	−	−	−	−	−	−	+	+	+	+
Doppeltsalzsaures Isobutylhydrocuprein:										
Diphtheriestamm Nr. 558	−	−	−	−	−	−	−	+	+	+
„ „ 708	−	−	−	−	−	−	+	+	+	+
„ „ 8421	−	−	−	−	−	−	−	+	+	+

In bezug auf die Hemmungswirkung zeigen also die einfachsalzsauren Salze keinen wesentlichen Unterschied von den doppeltsalzsauren Salzen, wie dies auch in der Kurve auf Seite 25 Tabelle XIII zu sehen ist.

Ganz anders ist dies bei der Abtötung der Fall, wie Tabelle XXIV zeigt.

Tabelle XXIV.
Vergleich der Abtötung durch einfachsalzsaure und doppeltsalzsaure Salze des Isopropyl- und Isobutylhydrocupreins.

Einfachsalzsaures Isopropylhydrocuprein:

Konzentration des Desinfektionsmittels	1:100	1:200	1:400	1:800	Kontrolle
Diphtheriestamm Nr. 558	—	—	—	—	+
„ „ 708	—	—	—	+	+
„ „ 8421	—	—	—	—	+

Doppeltsalzsaures Isopropylhydrocuprein:

Konzentration des Desinfektionsmittels	1:20	1:40	1:80	1:160	Kontrolle
Diphtheriestamm Nr. 558	—	—	—	+	+
„ „ 708	—	—	—	+	+
„ „ 8421	—	—	—	+	+

Einfachsalzsaures Isobutylhydrocuprein:

Konzentration des Desinfektionsmittels	1:500	1:1000	1:2000	1:4000	1:8000	Kontrolle
Diptheriestamm Nr. 708	—	—	+	+	+	+
„ „ 13727	—	—	+	+	+	+

Doppeltsalzsaures Isobutylhydrocuprein:

Konzentration des Desinfektionsmittels	1:100	1:200	1:400	1:800	Kontrolle
Diphtheriestamm Nr. 558	—	—	+	+	+
„ „ 708	—	—	+	+	+
„ „ 8421	—	—	+	+	+

Das einfachsalzsaure Isopropylhydrocuprein tötet Diphtheriebacillen in der Verdünnung 1:400 bis 1:800 in 10 Minuten ab. Das doppeltsalzsaure Isopropylhydrocuprein ist hingegen nur in viel höheren Konzentrationen bactericid wirksam. Es tötete die drei untersuchten Diphtheriestämme erst in der Konzentration 1:80 in 10 Minuten ab. Die Bactericidie des einfachsalzsauren Isopropylhydrocupreins übertrifft demnach die des doppeltsalzsauren Salzes um das Fünf- bis Zehnfache. Ähnliche Resultate fanden wir für die Bactericidie der Salze des Isobutylhydrocupreins, wie dieselbe Tabelle XXIV zeigt. Während das einfachsalzsaure Isobutylhydrocuprein Diphtheriebacillen in der Verdünnung 1:1000 in 10 Minuten abtötet, geschieht dies durch das doppeltsalzsaure Salz erst in der Konzentration 1:200., Auch hier ist die Bactericidie des einfachsalzsauren Salzes der des doppeltsalzsauren Salzes um das Fünffache überlegen. Wir möchten hier auf die Kurve (Tabelle XV) auf Seite 27 verweisen, die dieses Verhalten gleichfalls deutlich zeigt.

Analog verhielten sich die einfach- und doppeltsalzsauren Verbindungen des Methylhydrocupreins und Äthylhydrocupreins. Z. B. tötete das einfachsalzsaure Äthylhydrocuprein in achtfach geringerer Menge als das doppeltsalzsaure Diphtheriebacillen ab, während die Hemmungswirkung beider Präparate die gleiche war.

Vom Isoamyl- und Isoctylhydrocuprein standen uns neben den doppeltsalzsauren die einfachchinasauren Salze zur Verfügung. Die Hemmungswirkung des doppeltsalzsauren und des einfachchinasauren Isoamylhydrocupreins erwies sich als gleich (Tabelle XXV).

Tabelle XXV.

Vergleich der Hemmungswirkung des doppeltsalzsauren und des einfachchinasauren Isoamylhydrocupreins gegenüber Diphtheriebacillen.

Röhrchen	1	2	3	4	5	
Konzentration des Desinfektionsmittels	1:50000	1:100000	1:200000	1:500000	1:1000000	Kontrolle
Isoamylhydrocuprein bihydrochloricum:						
Diphtheriestamm Nr. 558	−	−	−	−	+	+
„ „ 708	−	−	−	−	+	+
Isoamylhydrocuprein chinicum:						
Diphtheriestamm Nr. 558	−	−	−	−	+	+
„ „ 708	−	−	−	−	+	+

Hingegen zeigten sich die Präparate in ihrer baktericiden Wirkung voneinander wesentlich verschieden.

Tabelle XXVI.

Vergleich der abtötenden Wirkung des doppeltsalzsauren und des einfachchinasauren Isoamylhydrocupreins gegenüber Diphtheriebacillen.

Röhrchen	1	2	3	4	5	
Konzentration des Desinfektionsmittels	1:1000	1:2000	1:4000	1:8000	1:16000	Kontrolle
Isoamylhydrocuprein bihydrochloricum:						
Diphtheriestamm Nr. 558	−	+	+	+	+	+
„ „ 708	−	+	+	+	+	+
Isoamylhydrocuprein chinicum:						
Diphtheriestamm Nr. 558	−	−	−	−	+	+
„ „ 708	−	−	−	−	+	+

Tabelle XXVI zeigt, daß das doppeltsalzsaure Salz in $1^0/_{00}$iger Lösung Diphtheriebacillen in 10 Minuten abtötet, während das einfachchinasaure Salz des Isoamylhydrocupreins in gleicher Zeit in achtmal stärkerer Verdünnung wirksam ist. Ähnlich, wenn auch nicht so ausgesprochen, zeigt sich das beim Isooctylhydrocuprein. Das doppeltsalzsaure Salz wirkt in $^1/_4$- bis $^1/_8{}^0/_{00}$iger Lösung bactericid, während das einfachchinasaure Salz noch in $^1/_8$- bis $^1/_{16}{}^0/_{00}$iger Lösung wirksam ist.

Die Ursache dessen, warum das einfachchinasaure Salz besser als das doppeltsalzsaure Salz wirkt, könnte darin liegen, daß ersteres ein einfachsaures Salz ist. Haben wir doch bei der Prüfung der einfach- und doppeltsalzsauren Salze des Isopropyl- und Isobutylhydrocupreins gesehen, daß die Wirksamkeit der einfachsauren die der doppeltsauren Salze übertrifft.

Da wir nicht mit äquimolekularen Lösungen arbeiteten, sondern mit nach Gewichtsprozenten hergestellten, wäre der Einwand berechtigt, daß die verschiedene Wirksamkeit der einfach- und doppeltsauren Salze auf die verschiedenen Mengen des in den Lösungen vorhandenen Alkaloids zurückgeführt werden könnte. In einer $1^0/_0$igen Lösung des einfachsalzsauren Isopropylhydrocupreins ist von der Alkaloidbase mehr vorhanden als in einer $1^0/_0$igen Lösung des doppeltsalzsauren Isopropylhydrocupreins, da das Molekulargewicht des letzteren ein größeres ist als das des ersteren.

Um diese Frage zu entscheiden, setzten wir Versuche mit

— 42 —

einfachchinasaurem, doppeltchinasaurem und salzsaurem chinasaurem Isoamylhydrocuprein an. Die äquimolekularen Lösungen haben uns die Vereinigten Chininfabriken Zimmer & Co. zur Verfügung gestellt. Das Ergebnis der mit diesen drei Lösungen angesetzten Abtötungsversuche zeigt Tabelle XXVII.

Tabelle XXVII.
Vergleich der abtötenden Wirkung von äquimolekularen Lösungen des einfachchinasauren, des doppeltchinasauren und des salzsauren chinasauren Isoamylhydrocupreins.

Röhrchen	1	2	3	4	5	6	
Konzentration des Desinfektionsmittels	1:1000	1:2000	1:4000	1:8000	1:16000	1:32000	Kontrolle
Einfachchinasaures Isoamylhydrocuprein:							
Diphtheriestamm Nr. 558	—	—	—	—	—	+	+
„ „ 708	—	—	—	—	+	+	+
„ „ 8421	—	—	—	—	+	+	+

Konzentration des Desinfektionsmittels	1:125	1:250	1:500	1:1000	1:2000	1:4000	Kontrolle
Doppeltchinasaures Isoamylhydrocuprein:							
Diphtheriestamm Nr. 558	—	—	—	—	+	+	+
„ „ 708	—	—	—	+	+	+	+
„ „ 8421	—	—	+	+	+	+	+
Salzsaures chinasaures Isoamylhydrocuprein:							
Diphtheriestamm Nr. 558	—	—	—	+	+	+	+
„ „ 708	—	—	—	+	+	+	+
„ „ 8421	—	—	—	+	+	+	+

Die bedeutend stärkere Abtötungswirkung des einfachsauren Salzes gegenüber der der doppeltsauren Salze tritt auch bei äquimolekularen Lösungen deutlich zutage. Ein vermehrter Gehalt an der Alkaloidbase ist also für die bessere Desinfektionswirkung der Lösungen der einfachsauren Salze nicht verantwortlich zu machen.

Gegenüber der so bedeutend differierenden Abtötungswirkung zeigt sich die Hemmungswirkung der drei verschiedenen Salze des Isoamylhydrocupreins in äquimolekularen Lösungen nicht wesentlich voneinander verschieden (Tabelle XXVIII).

Tabelle XXVIII.

Vergleich der entwicklungshemmenden Wirkung von äquimolekularen Lösungen des einfachchinasauren, des doppeltchinasauren und des salzsauren chinasauren Isoamylhydrocupreins.

Röhrchen	1	2	3	4	5	6	
Konzentration des Desinfektionsmittels	1:50000	1:100000	1:200000	1:500000	1:1000000	1:2000000	Kontrolle

Einfachchinasaures Isoamylhydrocuprein:
Diphtheriestamm Nr. 558 . . . . | — | — | + | + | + | + | +

Doppeltchinasaures Isoamylhydrocuprein:
Diphtheriestamm Nr. 558 . . . . | — | + | + | + | + | + | +

Salzsaures chinasaures Isoamylhydrocuprein:
Diphtheriestamm Nr. 558 . . . . | — | — | + | + | + | + | +

Wie der Vergleich mit den Tabellen XXIII und XXIV, die über die Hemmungswirkung und Abtötungswirkung der einfach- und doppeltsalzsauren Salze des Isopropyl- und Isobutylhydrocupreins Auskunft geben, ergibt, besteht auch bei diesen Präparaten die gleiche Gesetzmäßigkeit: Zwischen den einfach- und doppeltsauren Salzen ist ein Unterschied nur in der Abtötungswirkung vorhanden, in der Hemmungswirkung sind beide Salzarten gleich.

Spielt nun die Art der Säure im Alkaloidsalz für die Desinfektionswirkung eine Rolle oder nicht? Man könnte der Säure deshalb eine besondere Bedeutung zuschreiben, weil bei der Salzbildung der Chinaalkaloide es sich nicht wie bei der normalen Salzbildung um den Eintritt des Säureradikals in das Salzmolekül handelt, sondern weil das ganze Molekül der Säure sich zum Alkaloidmolekül addiert. Die Spaltung dieses Alkaloidsäurekomplexes tritt deshalb leicht ein. Es handelt sich dabei nicht um Spaltung in Ione, wie zum Beispiel bei den Salzen der Schwermetalle, sondern um eine Trennung der beiden vereinten Moleküle, der Alkaloidbase einerseits und der Säure andererseits. Deshalb bilden sich in Lösungen bestimmter Konzentration vielfach Trübungen und Opalescenzen.

Außerdem sitzen die beiden Säuren im doppeltsauren Salz an verschiedenen Stellen des Alkaloidmoleküls. Ein Beispiel wird das am besten klarlegen.

```
CH₃—CH₂—CH—CH—CH₂         CHOH — C   CH          CH₃
            |                     ╱╲  ╱╲          ╱
            CH₂                 CH  C  C—O—CH
            |                   ‖   ‖  |         ╲
            CH₂                 CH  C  CH          CH₃
            |                     ╲╱  ╲╱
    CH₂—N—CH                      N   CH
        ╱╲
        HCl
```

Einfachsalzsaures Isopropylhydrocuprein.

```
CH₃—CH₂—CH—CH—CH₂         CHOH — C   CH          CH₃
            |                     ╱╲  ╱╲          ╱
            CH₂                 CH  C  C—O—CH
            |                   ‖   ‖  |         ╲
            CH₂                 CH  C  CH          CH₃
            |                     ╲╱  ╲╱
    CH₂—N—CH                      N   CH
        ╱╲                        ╱╲
        HCl                       HCl
```

Doppeltsalzsaures Isopropylhydrocuprein.

Aus dem schon oben Gesagten geht hervor, daß die doppeltsalzsauren Salze weniger wirksam sind als die einfachsalzsauren. Da die einfachchinasauren Salze sich gut wirksam erwiesen hatten, ist es von Interesse, zu wissen, ob die Chinasäure ein gutes Desinfektionsmittel gegenüber Diphtheriebacillen darstellt, und daher die Wirkung der Chinaalkaloide steigert. Entsprechende Versuche lehrten, daß die Chinasäure ein schlechtes Desinfektionsmittel gegenüber Diphtheriebacillen darstellt. Tabellen XXIX und XXX geben darüber Aufschluß.

Tabelle XXIX.

Hemmungswirkung der Chinasäure gegenüber Diphtheriebacillen.

Röhrchen	1	2	3	4	5	6	Kontrolle.
Konzentration des Desinfektionsmittels	1:100	1:200	1:400	1:500	1:1000	1:2000	
Diphtheriestamm Nr. 558	—	—	—	—	+	+	+
„ „ 708	—	—	—	+	+	+	+
„ „ 8421	—	—	—	—	—	+	+

Ergebnis: Die Chinasäure hemmt das Wachstum der Diphtheriebacillen in den Konzentrationen 1:400 bis 1:1000.

Tabelle XXX.

Abtötung von Diphtheriebacillen durch Chinasäure.

Röhrchen	1	2	3	4	5	Kontrolle
Konzentration des Desinfektionsmittels	1 : 10	1 : 15	1 : 20	1 : 30	1 : 40	
Diphtheriestamm Nr. 558	—	—	+	+	+	+
„ „ 708	—	—	+	+	+	+
„ „ 8421	+	+	+	+	+	+

Ergebnis: Die Chinasäure tötet die Diphtheriestämme Nr. 708 und 558 in 10 Minuten in der Verdünnung 1 : 15 ab, vermag in der Verdünnung 1 : 10 den Diphtheriestamm Nr. 8421 nicht abzutöten.

Wenn wir nun die Frage beantworten wollen, ob die Natur der Säure für die Desinfektionswirkung der Salze der Chininderivate von Bedeutung ist, so müssen wir sagen, daß dieselbe nicht imstande ist, einen Einfluß auszuüben. Die unwirksame Chinasäure bildet ebenso wirksame Substanzen wie die stark wirksame Salzsäure. Dagegen ist die Natur der Säure für die Löslichkeit des Mittels von großer Bedeutung. Einfachchinasaure Salze sind in Wasser gut löslich, während einfachsalzsaure Salze unlöslich sind.

Die Anzahl der Säuremoleküle in der Alkaloidsalzverbindung ist für die Desinfektionswirkung von Bedeutung. Die einfachsauren Salze töten besser ab als die doppeltsauren Salze.

Zusammen mit den Ergebnissen der Alkoholwirkungen scheinen uns diese Tatsachen, die die Rolle der Säure betreffen, für die Konstitution und Wirkung der hier behandelten Chininderivate von Interesse zu sein.

Schlußfolgerungen.

Die lokale Desinfektion im Organismus muß schnell und durch geringe Konzentrationen der Desinfektionsmittel herbeigeführt werden. Deshalb ist es bei der Prüfung der Desinfektionsmittel im Reagensglase nötig, darauf Rücksicht zu nehmen, wenn Rückschlüsse auf eine eventuelle Verwendbarkeit im Organismus gezogen werden sollen. Es müssen ungünstige Bedingungen für die Abtötung der Mikroorganismen bei der Prüfung vorhanden sein: a) Große Einsaat in geringe Konzentrationen der Desinfektionsmittel, b) kurze Einwirkungsdauer des Desinfektionsmittels, c) lange Beobachtungsdauer der Versuche, d) Prüfung, ob Serum die Wirksamkeit des Mittels aufhebt.

Die Morgenrothschen Chininderivate: Methyl-, Äthyl-, Propyl-, Butyl-, Amyl-, Hexyl-, Heptyl-, Octyl-, Decyl-, Dodecyl- und Cetylhydrocuprein zeigen eine desinfizierende Wirkung gegenüber Diphtheriebacillen. Die antiseptische, wachstumshemmende Wirkung dieser Chininderivate ist je nach Mittel verschieden. Das Chinin zeigt gegenüber Diphtheriebacillen eine hemmende Wirkung meist bis zur Verdünnung 1:10000. Das Hydrocuprein, das Methyl-, Äthyl- und Isopropylhydrocuprein zeigen gegenüber dem Chinin keine Steigerung ihrer Hemmungswirkung. Das Isobutylhydrocuprein dagegen erweist sich bereits wirksamer. Meist wirken von diesem Präparat noch Verdünnungen von 1:50000 antiseptisch. Noch wirksamer sind Isoamyl-, Hexyl-, Heptyl- und Octylhydrocuprein. Bei der Isoamylverbindung beträgt die Hemmungsgrenze 1:200000, bei der Hexylverbindung 1:300000, bei der Heptylverbindung 1:500000 und bei der Octylverbindung 1:750000. Vom Decylhydrocuprein ab nimmt die hemmende Wirkung ab. Sie beträgt bei Decylhydrocuprein 1:500000, bei Dodecylhydrocuprein 1:100000 und sinkt bei Cetylhydrocuprein auf die Konzentration 1:5000. Man beobachtet also eine Steigerung der Wirkung von der Methyl- bis zur Octylverbindung und eine Abnahme von dieser bis zur Cetylverbindung. Die Einführung der verschiedenen Alkoholradikale beeinflußt also die antiseptische Wirkung in erheblichem Maße. Mit steigendem Kohlenstoffgehalt der Alkoholradikale nimmt die Wirkung zunächst zu, um dann wieder abzunehmen.

Die Desinfektionswirkung, die Abtötung der Diphtheriebacillen durch die erwähnten Chininderivate tritt in der Regel bei folgenden Konzentrationen ein:

				In der Konzentration
Bei	einfachsalzsaurem	Chinin	. . . .	1:100
„	doppelt-	„	Hydrocuprein	1: 20
„	einfach-	„	Methylhydrocuprein	1:200
„	„	„	Äthylhydrocuprein	1:400
„	doppelt-	„	„	1:100 resp. 1: 50

		In der Konzentration
Bei einfachsalzsaurem Isopropylhydrocuprein	...	1 : 800
„ doppelt- „ „	...	1 : 80
„ einfach- „ Isobutylhydrocuprein	...	1 : 1000
„ doppelt- „ „	...	1 : 200
„ „ „ Isoamylhydrocuprein	...	1 : 2000
„ einfachchinasaurem „	...	1 : 8000
„ doppelt- „ „	...	1 : 500
„ salzsaurem chinasauren „	...	1 : 500
„ doppeltsalzsaurem Hexylhydrocuprein	...	1 : 200
„ „ „ Heptylhydrocuprein	...	1 : 8000
„ „ „ Normal-Octylhydrocuprein	.	1 : 8000
„ „ „ Isoctylhydrocuprein	...	1 : 8000
„ einfachchinasaurem „	...	1 : 8000
„ doppeltsalzsaurem Decylhydrocuprein	...	1 : 8000
„ „ „ Dodecylhydrocuprein	...	1 : 2000
„ „ „ Cetylhydrocuprein	...	1 : 400

Auch bei der Untersuchung dieser Desinfektionsmittel wurde die Erfahrung gemacht, daß die hemmende Wirkung eines Desinfektionsmittels unabhängig von der abtötenden sein kann. Obwohl bei den Chininderivaten die meisten Präparate das gewöhnliche Verhalten zeigten, insofern als die abtötende Wirkung der hemmenden parallel ging, bildet das Hexylhydrocuprein eine Ausnahme. Trotz beträchtlicher antiseptischer Wirkung, die größer ist als die des vorhergehenden Homologons, des Isoamylhydrocupreins, ist die Desinfektionswirkung desselben viel geringer. Im allgemeinen zeigen sich bei der Prüfung der Abtötung dieselben Verhältnisse wie bei der wachstumshemmenden Wirkung der Präparate, insofern nämlich, daß die Desinfektionswirkung durch die Einführung der Alkoholradikale von Methyl- bis Heptyl-, Octyl- und Decylhydrocuprein zunimmt, beim Dodecylhydrocuprein abzunehmen beginnt und beim Cetylhydrocuprein noch weiter herabsinkt.

Aus den auf S. 46 und 47 angeführten Konzentrationen der Wirksamkeit der verschiedenen Mittel ergibt sich die wichtige Rolle der Säure bei der Desinfektionswirkung. Die einfachsauren Salze erweisen sich wirksamer als die doppeltsauren Salze. Der Säurecharakter hat auf die Desinfektionswirkung keinen ausschlaggebenden Einfluß. Die Chinasäure, die ein schlechtes Desinfektionsmittel darstellt (selbst 10%ige Lösungen sind in 10 Minuten nicht sicher bactericid wirksam), gibt Salze von hoher desinfektorischer Wirksamkeit.

Die Wirkung der Alkohole der aliphatischen Reihe gegenüber Diphtheriebacillen nimmt mit dem Molekulargewicht vom Methyl- bis Decylalkohol zu, und zwar sowohl die antiseptische als auch die Desinfektionswirkung. Höhere Alkohole zu untersuchen ist nicht möglich, weil weder Lösungen noch haltbare Suspensionen von diesen in destilliertem Wasser zu erzielen sind.

Wir sehen hier einen Parallelismus zwischen der Wirkung der Alkohole und der der Chininderivate, die durch Einführung der Alkoholradikale entstanden sind. Es liegt der Gedanke nahe, zu versuchen, durch Einführung bekannter Desinfektionsmittel, die den Alkoholen analog und in Desinfektionswirkung überlegen sind, z. B. Phenolen und deren Derivaten, oder Thymol u. a. m., die Desinfektionswirkung der Chininderivate zu steigern.

Im Menschenserum zeigen die Abkömmlinge des Hydrocupreins eine Abschwächung ihrer abtötenden Wirkung. Immerhin bleibt ihre Wirksamkeit eine gute. Das Eucupin (Isoamylhydrocuprein) und das Isoctylhydrocuprein sind z. B. im Menschenserum noch in der Verdünnung 1:500 in 10 Minuten sicher bactericid wirksam.

Die Prüfung der Hydrocupreinderivate im menschlichen Organismus für die lokale Desinfektion der Mundhöhle und des Nasen- und Rachenraumes bei Diphtherie wäre auf Grund dieser Ergebnisse zu versuchen. Bei Diphtheriekonvaleszenten hat W. Pfeiffer[17]) einen Versuch mit Eucupin bereits gemacht. Günstige Erfolge erzielte außer ihm Sommer[18]) bei schweren Fällen von Rachendiphtherie.

Welches von den geprüften Chininderivaten die größten Chancen für die Behandlung der Diphtheriekranken und Diphtherie-Dauerausscheider hat, läßt sich auf Grund von Reagensglasversuchen nicht entscheiden. Darüber wird die Praxis Aufschluß geben müssen, wobei nicht nur die Wirksamkeit, sondern auch die Unschädlichkeit des Mittels berücksichtigt werden muß.

Literatur.

[1] Hans Schaeffer, Versuche über Abtötung von Diphtheriebacillen durch Optochin und Eucupin. Berl. klin. Wochenschr. 1916, Nr. 38.

[2] H. Braun, Zur Bakteriologie und Bekämpfung der Diphtherie. Fortschr. d. Med. 1916/17, Nr. 7.

H. Braun und H. Schaeffer, Die Desinfektionswirkung der Chininderivate gegenüber Diphtheriebacillen. Berl. klin. Wochenschr. Nr. 37, 1917.

[3] [4] Zitiert nach Gotschlich, „Die Absterbebedingungen der Mikroorganismen" in Flügges „Die Mikroorganismen", 1896.

[5] Morgenroth und Levy, Chemotherapie der Pneumokokkeninfektion. Berl. klin. Wochenschr. 1911, Nr. 34.

[6] J. Tugendreich und C. Russo, Über die Wirkung von Chinaalkaloiden auf Pneumokokkenkulturen. Zeitschr. f. Immunitätsforschung 19, 156 ff., 1913.

[7] A. Loeser, Über die Einwirkung einiger Chininderivate auf den Schweinerotlaufbacillus. Zeitschr. f. Immunitätsforschung 25, H. 2, 1916.

[8] Morgenroth, Zur Kenntnis der Beziehungen zwischen chemischer Konstitution und chemotherapeutischer Wirkung. Berl. klin. Wochenschr. 1917, Nr. 3.

[9] Morgenroth und Tugendreich, Über die spezifische Desinfektionswirkung der Chinaalkaloide. Diese Zeitschr. 1917, 257 ff.

[10] Schneider und Seligmann, Studien zur Wertbestimmung chemischer Desinfektionsmittel. Zeitschr. f. Hygiene 58, 413 ff., 1908.

[11] Rideal und Walker, Journ. Roy. sanit. inst. 24, 424, 1903; 27, 17, 1906.

[12] Else Krüger, Über Desinfektionsversuche mit „Izal" nach der modifizierten Methode von Rideal-Walker. Desinfektion 3, H. 9.

[13] Germund Wirgin, Vergleichende Untersuchungen über die keimtötenden und entwicklungshemmenden Wirkungen von Alkoholen der Methyl-, Äthyl-, Propyl-, Butyl- und Amylreihen. Zeitschr. f. Hygiene 46, 149 ff., 1904.

[14] Hermann Stadler, Über die entwicklungshemmende Wirkung einiger organischer Stoffe in Lösung und Dampfform. Arch. f. Hygiene 73, 195 ff., 1911.

[15] Saul, Über die Desinfektionsenergie siedender Alkohole. Arch. f. klin. Chir. 56, 686. Zitiert nach Wirgin [13]).

[16]) H. Buchner, F. Fuchs und L. Megele, Wirkungen des Methyl-, Äthyl- und Propylalkohols auf den arteriellen Blutstrom bei äußerer Anwendung. Arch. f. Hygiene **40**, 357, 1901. Zitiert nach Wirgin[13]).

[17]) W. Pfeiffer, Klinische Studien an Diphtheriebacillenträgern und deren Behandlung. Arch. f. Laryngologie u. Rhinologie **31**, H. 1.

[18]) Sómmer, Klinischer Beitrag zur Lokalbehandlung der Diphtherie mit Eucupin. Berl. klin. Wochenschr. **1916**, Nr. 43.

[19]) Haendel und Baerthlein, Über chininfeste Bakterienstämme. (Vortrag an der 7. Tagung der Freien Vereinigung für Mikrobiologie in Berlin 1913.) Centralbl. f. Bakt. I. Abt., Referate, **57**, Beiheft 196.

[20]) Morgenroth und Kaufmann, Arzneifestigkeit bei Bakterien (Pneumokokken). Zeitschr. f. Immunitätsforschung **15**, 610, 1912.

Lebenslauf.

Ich, Hans Schaeffer, bin am 2. November 1893 zu Frankfurt a. M. als Sohn des Zahnarztes Professor Fritz Schaeffer-Stuckert geboren und evangelischer Konfession. Ich besuchte die Vorschule und das Realgymnasium „Musterschule" zu Frankfurt a. M., woselbst ich Ostern 1913 die Reifeprüfung bestand. Von Ostern 1913 bis Sommer 1915 studierte ich in Würzburg 5 Semester Medizin und bestand am 22. Juli 1915 daselbst das ärztliche Vorexamen. Da ich meines Gesundheitszustandes wegen nicht tauglich zum Militärdienst gefunden wurde, studierte ich von Herbst 1915 bis Januar 1918 weitere 5 Semester Medizin an der Universität zu Frankfurt a. M. und bestand dort am 16. März 1918 das ärztliche Staatsexamen. Seit März 1916 arbeitete ich am Hygienischen Institut zu Frankfurt a. M. in der bakteriologischen Abteilung als Volontär. Ich half bei der Bearbeitung der einlaufenden Untersuchungen und arbeitete gleichzeitig unter Leitung des Abteilungsvorstehers, Herrn Privatdozent Dr. H. Braun, experimentell. Als Resultat meiner wissenschaftlichen Arbeit konnte ich im Sommer 1916 in der Berliner klin. Wochenschrift Nr. 38 einen Artikel: „Versuche über Abtötung von Diphtheriebacillen durch Optochin und Eucupin" veröffentlichen, und im Sommer 1917 wieder einen gemeinsam mit Herrn Privatdozent Dr. H. Braun in Nr. 37 des gleichen Blattes: „Die Desinfektionswirkung der Chininderivate gegenüber Diphtheriebacillen". Im Dezember 1917 erschien in Heft 5 und 6 des 83. Bandes der Biochemischen Zeitschrift die vorliegende Arbeit.

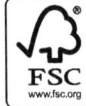

If you have any concerns about our products,
you can contact us on
ProductSafety@springernature.com

In case Publisher is established outside the EU,
the EU authorized representative is:
**Springer Nature Customer Service Center GmbH
Europaplatz 3, 69115 Heidelberg, Germany**

Printed by Libri Plureos GmbH
in Hamburg, Germany